现代临床护理实践与管理

包爱琴　刘桂娟　王　静
胡菊艳　李　崎　雷雅婷　主编

上海科学技术文献出版社
Shanghai Scientific and Technological Literature Press

图书在版编目(CIP)数据

现代临床护理实践与管理 / 包爱琴等主编. -- 上海：上海科学技术文献出版社, 2024. -- ISBN 978-7-5439-9273-3

Ⅰ. R47

中国国家版本馆 CIP 数据核字第 2024UJ3053 号

责任编辑：付婷婷
封面设计：崔爱红

现代临床护理实践与管理
XIANDAI LINCHUANG HULI SHIJIAN YU GUANLI
包爱琴　刘桂娟　王　静　胡菊艳　李　崎　雷雅婷　主编
出版发行：上海科学技术文献出版社
地　　址：上海市淮海中路 1329 号 4 楼
邮政编码：200031
经　　销：全国新华书店
印　　刷：北京中汇数字印刷有限公司
开　　本：787mm×1092mm　1/16
印　　张：8.125
字　　数：203 000
版　　次：2024 年 11 月第 1 版　2024 年 11 月第 1 次印刷
书　　号：ISBN 978-7-5439-9273-3
定　　价：78.00 元
http://www.sstlp.com

《现代临床护理实践与管理》
编 委 会

主　编　包爱琴　刘桂娟　王　静　胡菊艳
李　崎　雷雅婷

副主编　滕俊萍　郭成洪　罗　艳　彭远帆
梁秀兰　任科梅　周丽江　胡艳菲
蒋晓梅　叶婉玲　张智霖　李　薇
王忠芳　罗　媛　杨群华

编　委　（以姓氏笔画为序）

王　静　天津医科大学总医院
王忠芳　重庆市永川区人民医院
叶婉玲　广东省清远市阳山县人民医院
包爱琴　广州中医药大学深圳医院(福田)
朱　蓉　湘潭市中心医院
仲　琴　南京江北医院
任科梅　重庆大学附属涪陵医院
刘桂娟　枣庄市立医院
李　崎　深圳市保健委员会办公室综合门诊部
李　薇　南京医科大学附属口腔医院
杨群华　平阳康宁医院有限公司
余　欢　重庆市精神卫生中心
张智霖　南昌大学第二附属医院
罗　艳　雅安市人民医院
罗　媛　广西壮族自治区工人医院
周丽江　海南省妇女儿童医学中心
郑利珍　广东医科大学顺德妇女儿童医院(顺德区妇幼保健院)
胡艳菲　眉山市人民医院
胡菊艳　重庆黔江民族医院正阳新民族医院
洪语欣　广东药科大学
郭成洪　重庆市渝北区人民医院
梁秀兰　绵阳市妇幼保健院
彭远帆　奉节县人民医院
蒋晓梅　重庆大学附属肿瘤医院
雷雅婷　武汉市第八医院(武汉市肛肠医院)
滕俊萍　江苏省徐州市妇幼保健院

前　言

护理工作是一项平凡而崇高的工作。现代护理学的创始人南丁格尔曾说过:“护理工作是精细艺术中之最精细者。”护理学作为一门独立学科在医学体系中的确立,是医学发展史的巨大进步。

当今世界是科技飞速发展的时代,临床医疗技术日新月异,不断有新理论、新技术、新方法问世,护理学近年的发展成就也令人瞩目。在这样的形势下,有必要对护理学相关基础理论与实践领域的新进展进行系统的归纳总结,以便提高护理专业人员的业务水平,更好地为患者服务。近年来,由于我国的社会经济和医疗专业建设迅速发展,护理队伍的整体素质也有了较大的改善,护理理念也随之不断创新和发展。现代医疗水平的提高,诊疗技术不断革新,必然带动护理技术的提高,对护理人员的要求也会越来越高。全面、合格的护理人员,不仅需要有专业的医学与护理学基础知识,更需要丰富的临床实践经验。正是基于这些考虑,特意编写此书。

本书旨在为临床护理人员提供专业理论和指导,帮助护理人员掌握临床护理技能及护理管理知识,提高护理质量。本书首先介绍了临床常用的基础护理技术操作及护理管理基础,规范了各项护理操作规程,详细介绍了各专科疾病的护理操作规程,涉及救治配合、健康教育、心理护理、护患沟通、人文关怀、安全管理等内容,流程严谨,操作规范。真正做到了理论与实践、临床与教学的结合,突出体现实用性和可操作性,便于临床护士理解和掌握,可作为护理专业学生和临床护理人员的参考工具书。

随着医疗技术的发展,护理学知识日新月异,加之作者水平和经验有限,故书中如有疏漏或不足之处,恳请广大读者及医务工作者批评指正,以期再版时予以改进、提高,使之逐步完善。

编　者

2024 年 5 月

目 录

第一章　护理管理基础

第一节　管理与管理学概述

一、管理概述

（一）基本概念

1.管理

管理作为有效地实现组织目标的社会行为，是由人们劳动协作引起的。综合前人的研究，管理的概念可将其定义为：管理是管理者通过计划、组织、人员管理、领导、控制等职能协调人力资源及其他组织资源，与被管理者共同实现组织目标的过程。管理包括三层含义：①管理的目的是实现组织目标；②管理活动必须有人、财、物、时间、信息等资源；③管理者需要通过计划、组织、人员管理、领导、控制等来实现组织目标。

2.管理者

管理者是组织中担任某一职务，具有相应的权力和责任，为实现组织既定目标，指挥他人完成具体任务的人。管理者位于操作者之上的组织层次中，操作者是直接从事某项工作和任务的人，不具有监督其他人工作的职责，如护理员。

组织内的管理者，可划分为基层、中层和高层。例如，医院的护理组织系统中，病房护士长是基层管理者，科护士长是中层管理者，而主管护理副院长、护理部正副主任则属于高层管理者。管理者除了具备政治素质、知识素质、心理素质、能力素质和身体素质外，还应具备3种基本技能：专业技能、人际技能、概念技能。

专业技能是指使用某一专业领域内有关的工作程序、技术和知识去组织完成专业任务的能力。人际技能是指与处理人事关系有关的技能，包括理解、激励他人并与他人沟通和共事的能力。概念技能是指纵观全局，认清为什么要做某事的能力，也就是洞察组织与环境之间相互影响的复杂性和驾驭全局的能力。

上述3种技能对任何管理者来说，都应当具备，但不同层次的管理者，由于所处的位置、作用和职能不同，对这3种技能的需要程度也有差异。通常而言，基层管理者对专业技能需要的程度较深，而高层管理者对专业技能则只需要有些粗浅了解即可；人际技能能帮助高层、中层、低层管理者有效地开展管理工作，因为各层次的管理者都必须在与共事者进行有效沟通的基础上相互合作，共同完成组织的目标；管理者所处的层次越高，其面临的问题就越复杂、越多变，且无先例可循，也就越需要概念技能。

（二）管理的基本特征

1.管理的双重属性

即自然属性和社会属性。管理的自然属性是指管理所具有的有效指挥共同劳动、组织社会生产力、社会化大生产的特性，它反映了社会化大生产过程中协同劳动本身的要求，这种功能不以社会制度、生产关系为转移。管理的社会属性是指管理作为人类的社会活动，必然体现出社会形态中生产资料占有者的意志，因此受社会制度和生产关系的影响和制约。

管理的双重属性是相互联系、相互制约的。一方面，管理的自然属性不可能孤立存在，它总是存在于一定的社会制度、生产关系中。而且管理的社会属性也不可能脱离管理的自然属性而存在，否则，管理的社会属性就成为没有内容的形式。另一方面，管理的双重属性又是相互制约的，管理的自然属性要求具有一定社会属性的组织形式和生产关系与其相适应，同时，管理的社会属性也必然对管理方法和技术产生影响。

认识管理的双重属性，有利于指导具体的管理实践。一方面，管理的自然属性告诉我们，可以大胆借鉴国外先进的管理经验和方法，提高管理水平；另一方面，管理的社会属性要求管理者在借鉴国外经验的同时，要结合我国的实际情况，创立自身的管理体系，从实际出发开展各种管理活动。

2.管理的普遍性和目的性

管理的普遍性体现在管理活动涉及范围的广泛性上，存在于各种活动之中，涉及人类的每一个社会角落，人们的社会活动、家庭活动以及各种组织活动都与管理息息相关。管理不仅适用于企业，同样也适用于政府、医院、学校等公共事业单位，没有管理，任何组织将一事无成。管理是人类一项有意识的、有目的的活动，是为实现既定的组织目标而进行的。组织目标既是管理的出发点和归宿，也是指导和评价管理活动的基本指标。因此，所有的管理活动都必须把制订管理目标作为首要任务。

3.管理的科学性和艺术性

管理的科学性表现在管理已经形成一套比较完整的理论知识体系，反映了管理过程的客观规律，按照管理的客观规律来分析问题和解决问题。管理的艺术性强调管理的实践性，表现在原则基础上的灵活性、在非常情况下的应变性、在管理活动中的创造性，管理没有一成不变的模式，在不同的环境中，管理者处理同样的问题必须采取不同的方法进行协调权衡，才能取得满意的效果，这种获得最大收效的协调能力，正是管理艺术性的本质体现。

管理的科学性和艺术性相辅相成，科学性是艺术性的基础，艺术性是科学性的体现。实践证明，最富有成效的管理艺术来自丰富的实践经验和对管理原理精髓的深刻把握。

4.管理或管理者任务的共同性

组织内的管理者虽然可以分为高层、中层、基层等不同层级，也因各自的工作不同而处于不同的地位，负有不同的责任，有不同的权力范围，但他们的任务具有共同性，均是设计和维持一种体系，使这一体系中共同工作的人们用尽可能少的支出（包括人、财、物、时间、信息等）去实现预定的目标。例如，护理部主任相比于护士长，更侧重于计划与组织，但两者都需要为组织创造一种环境，使组织成员可以努力地去实现组织目标。

除了上述管理的基本特征外，管理还具有动态性、经济性等特征。

（三）管理的对象

管理的对象又称为管理的要素。现代管理认为，管理的对象除人、财、物、时间、信息外，还有环境、无形资产（组织文化等）。这里主要介绍普遍意义中的“管理五要素”。

1.人力资源

人力资源，包括被管理的生产人员、技术人员、下属管理人员以及他们的体力、智力、道德修养等方面的资源。人力资源是最重要的资源，一个组织，其人力资源的开发利用直接关系该组织的发展与存亡。人力资源管理不仅要求以人为本，而且要求对员工进行积极的培训和教育。不断提高员工的素质和才能，发挥员工的潜能，真正达到人尽其才、才尽其用，才能保证高效率地实现管理的目标。

2.财力资源

财力资源是指组织的经济和财务，是一个组织在一定时期内所掌握和支配的物质资料的价值体现。一个组织对财力资源的运用效率直接决定着组织内其他资源使用的效率。对财力资源的管理应遵循经济规律，使资金的使用能保证管理计划的完成，有效的财务管理在于使用尽可能少的资金创造尽可能多的财富。

3.物力资源

物力资源是组织的有形资产和无形资产的总称，包含设备、材料、能源、技术等。对物力资源的管理，要遵循事物发展规律，根据组织目标和实际情况，对各种物力资源进行合理配置和最佳组合利用，注意开源节流、物尽其用。

4.时间资源

时间资源是一种特殊的、珍贵的、有价值的无形资源，其价值被誉为“生命”“金钱”等。对时间资源的管理应具有清晰的时间成本——效益概念，要善于管理时间和利用时间，争取在尽可能短的时间内完成更多的工作，创造更多的财富。

5.信息资源

信息资源主要包括管理活动中的各种数据、资料和情报等。信息管理是根据组织目标的要求，广泛地收集信息，精确地加工和提取信息，快速准确地传递、利用和开发信息，建立高效完善的信息系统，保证各个层次和组织环节相互沟通和联系，提供组织需要的各种信息。

（四）管理的基本职能

管理的职能是管理过程中各项活动的基本功能，是管理活动内容的理论概括。对于管理职能，不同管理学派的认识有所不同，但基本上是对决策、计划、组织、用人、指挥、领导、沟通、激励、控制、创新等功能的不同组合而已。总的来说，现在大多数学者倾向于“五大职能学说”，即计划、组织、人员管理、领导、控制。

1.计划职能

计划职能是指为实现组织目标而对未来的活动进行规划和安排的工作过程，是管理职能中最基本的职能。组织为了能够有效地协调各种活动，必须有严密的计划。计划是组织要做什么和怎么做的行动指南，包括组织目标的制订、实现目标的策略、政策、方案及程序等。马克思曾说过:“最蹩脚的建筑师比蜜蜂筑巢高明的地方是,他在用蜂蜡建筑蜂房前就已经在自己的脑海中建成了”,这就是计划职能的充分体现。

2.组织职能

组织职能是指为了实现组织目标而在组织中进行部门划分、权力分配和工作协调的过程。组织工作的主要内容是根据组织的规模和任务设计组织结构,明确相应的职责、任务和权力,建立健全各项规章制度等。组织职能是进行人员管理、领导与控制的前提。

3.人员管理

人员管理也称人力资源管理。人员管理是对组织各岗位的人员进行恰当而有效的选择、培训、使用以及考评,其目的是配备合适的人选,以便能更好地胜任组织机构中的不同岗位,从而实现组织目标。人员管理是否高效且合理,直接影响到组织的目标能否实现及实现程度。

4.领导职能

领导职能是指运用领导者的影响力和权力,指挥和引导组织成员实现组织目标的管理活动。其目的在于使个体和群体能够自觉、自愿而有信心地为实现组织目标而努力。为了使领导工作收获成效,就需要有权威的领导者进行领导,指导人们的行为,沟通人们之间的信息,增进相互理解,激励每个成员自觉地为实现组织目标而共同努力。这与管理者的素质、领导行为与艺术、人际关系与沟通、激励与协调等诸多方面密切相关。

5.控制职能

控制职能是按既定目标和标准对组织活动进行监督、检查,发现偏差即采取纠正措施使组织活动能按原计划进行,或适当调整计划以达到预期目的。控制工作是一个连续不断、反复运行的过程,目的在于保证组织活动及成果与预期目标一致。在现代管理活动中,控制既是管理循环的终点,又是新一轮管理循环的起点。

以上5个职能是统一的有机整体,在管理活动中,各职能之间是一种相互联系、相互影响、相互交叉的循环过程。

(五)管理的基本方法

管理的方法是指管理者为了贯彻管理思想、执行管理职能、实现管理目标所采取的一切措施和手段。管理的基本方法有以下几种。

1.法律方法

法律方法是指国家根据广大人民群众的根本利益,通过各种法律法规、条例及司法仲裁工作,来调整社会经济的总体活动和各企业单位在微观活动中所发生的各种关系,保证和促进社会经济发展的管理方法。法律的立法具有权威性、强制性、规范性、稳定性、公平性等特点。

2.行政方法

行政方法是指依靠行政组织权威,运用条例、指示、规定等行政手段,按照行政系统和层次,直接指挥下属实现组织目标的方法。行政方法是最基本的、传统的管理方法,具有权威性、强制性、时效性、垂直性等特点。但行政方法也存在一些弊端:管理效果往往受决策者水平的限制;具有一定的强制性,容易使行政人员犯简单生硬的命令主义和不负责任的官僚主义错误;强调的是下级对上级的服从,不利于发挥基层单位的主观能动性。

3.经济方法

经济方法是以人们物质利益的需要为基础，依据客观经济规律，运用各种经济手段，来调节国家、集体、个人之间的经济利益而实施管理的一种方法。经济方法的实质就是贯彻按劳分配的原则，以调动人们从物质利益上主动关心组织成效的积极性。经济方法具有多方面的积极意义，但也有一定的局限性，管理者在具体实践中，要避免出现“一切向钱看”的倾向。

4.教育方法

教育方法是按照一定的目的和要求对受教者从德、智、体等各方面施加影响，以提高人员素质的管理方法。教育方法不是万能的，但缺少教育的管理也是不可取的，它是提高管理效率、增强组织凝聚力、调动成员积极性的一种重要方法。

二、管理学概述

（一）管理学的概念

管理学是一门系统地研究管理过程的普遍规律、基本原理和一般方法的科学，是自然科学和社会科学相互交叉而产生的一门综合性的应用学科。管理学的基本原理、理论、技术和方法适用于各个行业、各种不同组织的管理活动。因此，学习护理管理学，必须学习一般管理学的基础知识。

（二）管理学的特点

1.实践性

管理学是一门应用学科，具有较强的实践性。管理学的实践性主要体现在3个方面：一是管理学的原理和方法是在管理实践中总结和提炼出来的；二是管理学的原理和方法是用来指导管理活动实践的；三是管理学的原理和方法正确与否必须由实践的结果来检验。

2.广泛性

管理学的广泛性表现在几乎每一个专门的领域都已经形成了专有的管理学。例如，为医院护理服务而形成的护理管理学、为工程建设服务而形成的工程管理学、为房地产销售服务而形成的房地产经营管理学等。

3.综合性

管理学是一门综合性学科。首先，体现在内容上，它综合了社会活动的各个领域、各个方面以及各种不同组织类型的管理实践，概括了管理学科具有普遍指导意义的管理思想、原理和方法。其次，体现在方法上，它综合运用了社会学、心理学、经济学和人文科学等多种学科的知识达成组织目标。

4.社会性

管理学研究的是管理活动中的各种关系及其一般规律，其中主要是对人的管理的研究。人既是管理的主体，也是管理的客体，人是社会群体的组成部分。因此，管理学带有很强的社会性特征。管理活动涉及人类社会的每一个角落，受到社会制度、社会结构、社会心理因素以及社会成员的价值观、世界观、人生观的影响。同时，管理也随着时代发展而发展，不同历史时期和生产力发展的不同阶段，管理方法也不同。管理受国情和时代的制约，也是其社会特征的表现。

(三)管理学的研究内容

根据管理的双重性,管理学的研究内容可概括为以下3个层面。

1.生产力方面

主要研究如何高效利用和合理分配组织中的人、财、物、时间、信息等资源,使生产力诸要素之间相互协调,以适应组织目标的要求和社会的需要,使之获得最佳经济效益和社会效益。例如,科护士长在护理管理中,根据护理人员工作能力和知识层次的不同,对患者,病房的仪器和设备等劳动资料进行有效组合,达到最佳的护理效果。

2.生产关系方面

主要研究如何建立和完善组织结构和管理体制,正确地处理组织内部人与人之间的人际关系,最大限度地调动组织成员的积极性和创新性,为实现组织目标而服务。例如,护理管理中的人际关系有医护关系、护患关系、护护关系等。护理管理主要研究如何使这些人际关系平衡、协调发展,调动护理人员、患者及相关人员的积极性。

3.上层建筑方面

主要研究如何使组织内部环境与外部环境相适应,使组织的各项规章制度、行为规范、价值观念与社会的政治、经济、法律、道德等大环境保持一致,从而维持正常的生产关系,促进生产力的发展。例如,随着人们健康观念的改变,护理管理要研究如何以人的健康为中心,使护理组织内部环境适应人类对护理服务的要求,从而实现护理管理的目标。

第二节　护理管理学概述

一、护理管理概述

(一)护理管理的概念

护理管理是充分利用组织资源,以提高护理服务质量和工作效率为目的的活动过程。世界卫生组织(WHO)对护理管理的定义:护理管理是为提高人类健康水平,系统地发挥护士的潜在能力及有关人员或设备、环境及社会活动作用的过程。美国护理管理专家吉利(Gillies)指出:护理管理是护理人员为患者提供照顾、关怀的工作过程。她认为,护理管理的任务是通过计划、组织,以及对人力、物力、财力资源进行指导和控制,以达到为患者提供有效而经济的护理服务的目的。

(二)护理管理的特点

随着社会的发展,护理管理范围从过去的医院护理管理延伸到社区、家庭、学校、企业等护理需求的管理,对护理实践、护理教育、护理科研等内容有了进一步的扩展,使护理管理的内涵得到进一步丰富,其特点反映在以下几个方面。

1.广泛性

主要体现为护理管理对象的范围广和管理人员多。护理管理对象的范围广,即护理管理涉及学科多、内容广、范围大，是一项复杂的系统工程，包括组织管理、人员管理、业务技术管理、物资管理、科研管理、教学管理等领域。护理管理人员多，即管理层次的不同，护理管理人员所参与的管理活动内容也有所区别，护理队伍中每一位护士所担任的工作中都有一定的管理活动。因此，护理工作中参加管理的人员较为广泛，要求将护理管理的知识加以普及。

2.实践性

在护理管理中，管理者要将管理的思想和科学方法运用到护理工作实践中，解决和处理实际问题，同时护理管理者要结合我国护理临床实际情况，创造性地灵活应用，创建与实际相适应的管理方法，进行有效的护理管理，从而创造最佳的社会效益和经济效益。

3.服务性

护理是为人类健康服务的工作，管理者应以人为本，应用科学化管理过程，为人类提供良好的护理服务。以人为本的管理，首先，管理者应为了服务对象，尊重服务对象，满足其需求；其次，管理者在对护理人员的管理中，应重视护理人员的需求，充分调动其工作积极性，提高护理管理的水平和护理质量。

4.专业性

护理管理实践活动需要护理管理人员具备专业的知识和技能，因为护理工作具有较强的专业科学性、专业服务性、专业技术性。因此，对护理管理工作者提出更高的要求，包括职业工作的科学态度、认真细致的工作作风、良好的心理素质、端庄整洁的仪表仪容、良好的沟通技能等。加强护理队伍建设，注重护士的素质培养，都是护理管理的重要内容，体现了护理管理的专业性。

（三）护理管理的作用

护理管理是医院管理的重要组成部分，护理管理水平直接反映了医院的管理水平和医疗质量。高质量的护理管理可以使各科室之间、医护之间、部门之间协同工作；医患关系融洽、信任；各种物资设备保持在随时备用和性能良好状态；环境卫生达到规定要求，减少医院内感染发生等。总之，高水平的护理管理会使医院各要素协调发展，达到护理管理的目的，创造良好的经济效益和社会效益。

（四）我国护理管理的发展史

我国护理管理始于1840年前后，首见于外国教会在中国各地设立的教会医院中。20世纪30年代，医院护理管理组织日趋健全，初步形成了“护理部主任－护士长－护士”的管理层次。随后一些综合性医院成立护理部，护理部设有护理部主任、护理秘书及助理员，护理部主任对护士长是业务领导关系，护士长受科主任及护理部主任双重领导，但护理部对全院护理人员的使用、晋升、管理无权决定。

中华人民共和国成立后，我国护理工作有了较大发展，相继推行了一些专业规定和医疗制度，如《保护性医疗制度》《综合医院工作职责》《医疗护理技术操作常规》《医院护理技术管理》、“三级护理制”“三查七对制”等。为护理管理提供了有力的依据和方法，更好地指导护理实践。1979年以后，我国护理工作得到较快发展，护理管理也步入科学管理的崭新时期，主要表现在以下几个方面。

(1)护理管理组织体系不断完善：1979年原卫生部先后下达《关于加强护理工作的意见》

《关于加强护理教育工作的意见》等文件后，各医院相继恢复了护理部，初步形成了“护理部主任一科护士长一护士长”三级管理或“总护士长一护士长”两级管理的护理管理系统，1986 年原卫生部(现卫健委)印发了《关于加强护理工作领导，理顺管理体制的意见》，明确规定护理部的职权范围是负责全院的护理工作，对全院护理人员的培训、调配、考核、奖惩、晋升、任免及护校毕业生的院内分配，均有建议权。至此，护理部形成了相对独立的组织系统，成为医院护理工作的领导部门和职能部门。

(2)护理管理理论体系初步形成：1981 年，梅祖懿与林菊英主编的《医院护理管理》出版，该书按照护理系统的组织结构和管理内容，介绍了各级护理人员的条件和职责，护理人员的组织管理、技术管理、工作质量标准等，标志着我国医院护理管理理论体系的初步形成，也成为我国护理管理实践、培训护理管理骨干的重要学习资料。

(3)护理管理手段逐步现代化：从 1987 年空军石家庄医院研制我国第一个护理信息系统至今，已开发了许多护理管理信息系统。其中，较常用的有护理质量控制评分系统、护理差错事故分析系统、护理人员科技档案系统、继续教育学分管理系统等。计算机在护理管理领域的广泛运用，标志着我国护理管理的手段进入了现代化管理阶段。

(4)护理质量管理逐步实现标准化：医院分级管理为制定各项护理质量标准提供了依据，极大地促进了护理质量标准化管理的进程。1990 年在北京召开的全国护理质量研讨会上，护理高层管理人员依据医院分级管理中对护理工作的要求，提出了护理质量的达标标准及量化指标，同年 3 月，原总后勤部也印发了《军队医院护理质量主要评价指标的通知》，首次在我国形成了比较完善的护理质量管理标准体系。从此，标准化管理逐步取代了以前的经验管理。《病历书写规范》《综合医院分级护理指导原则》《常用临床护理技术服务规范》等标准的颁布，使护理质量管理进一步标准化。

(5)护理管理人员的素质和管理水平不断提高：医院及各类护理学术团体开始重视管理人员的在职教育，通过举办各种护理管理学习班和学术交流活动，使护理管理人员掌握了相应的管理知识。护理管理人员开始懂得运用科学的管理理论和方法指导护理管理实践，提高了工作的效率和质量。

(五)我国护理管理的发展趋势

随着医学模式的转变以及医学科学技术的迅速发展，医疗体制改革的不断深入，护理管理在管理理念、管理方法、管理职能等方面的改革也在实践中不断得以深化和完善。当今，护理管理的发展趋势体现在以下几个方面。

(1)管理思想现代化：护理管理思想现代化，主要表现在卫生服务要求从生理无病状态的“一维化”向生理健康、心理健康、社会适应良好、道德健康的“四维体”发展，使护理服务内容和模式呈现多层面和多样化。如双休日病房、家庭护理、临终关怀护理等，都体现了护理服务的个性化、精细化、多样化，护理管理思想必须围绕这些变化而变化。

(2)管理人才专业化：随着我国医院现代化的发展及护理学科的发展，护理工作的高层管理者开始意识到护理管理人员学习管理科学知识的重要性。从发展的趋势看，将来的医院护理管理者，应既是临床护理专家，又是管理专家。现代护理管理的最新观点认为：一个合格的护理管理者，其管理技能和知识比临床经验更重要。随着人们对健康保健服务的需求多样化，单纯依赖临床经验的管理已不能满足现代管理的需求，管理者必须掌握多学科的基本知识和技能，借鉴先进的管理方法和手段，建立专业化的护理管理队伍，以科学管理思想和科学管理方法引领护理管理实践，必将是今后护理管理队伍建设的趋势。

(3)管理理念人本化："以人为本"是管理的核心。人的管理，核心任务是调动人的积极性和挖掘人的创造力。在护理管理的实践中，"以人为本"体现在对护理人员的管理和对患者及其家属的管理。一方面，护理管理者要创造一个和谐、奋进、向上的工作环境，改变过去"以制度为中心"的刚性管理，转变成"以人为本"的柔性管理，充分调动护理人员的工作积极性；另一方面，管理者要坚决落实"以患者为中心，以质量为核心"的管理理念，尊重护理对象的个性，满足其需求，高效实现护理管理的目标。

(4)管理方法自动化：广泛应用计算机网络技术是现代医院管理的发展趋势。管理手段的自动化可以迅速地处理和储存各种护理信息，提高护理工作效率。护理管理者通过网络可以了解全院各科室的工作动态，发布信息，统计数据，进行质量监控，调配护理人员等。各病区护理人员通过计算机网络完成处理医嘱，书写病历，办理出入院手续，通知取药、化验、特殊检查等多项工作。计算机信息化技术与护理工作相结合，将大大提高护理管理的效率。

(5)经营管理企业化：随着市场经济的发展，医疗服务机构逐步实行了企业化的管理制度和独立核算制度，做到人尽其才、物尽其用，优化组合、合理安排护理人员，科学使用设备、材料、技术，加强成本核算，使护理管理人员在注重质量的同时又注重效益，从而使"既是管理者又是经营者"的理念成为护理管理发展的一种趋势。

(6)质量管理全面化：护理质量包括护理技术质量和护理服务质量。不仅要保证护理技术水平，更要关注服务态度。在WTO的有关产业分类文件规定中，医疗卫生属于服务产业，以顾客的需要为驱动的全面质量管理理念，对护理服务系统来说具有重要的意义。研究患者的需要，建立质量保证体系，应用科学的统计分析方法进行质量缺陷分析，运用PDCA循环(主要包含Plan：计划、Do：实施、Check：检查、Action：处理)进行质量管理，都是全面质量管理方法在护理管理中的实际应用。

二、护理管理学概述

(一)护理管理学的概念

护理管理学是管理科学在护理工作中的具体应用，属于专业领域管理学，既是卫生事业管理中的分支学科，又是现代护理学科的一个分支。护理管理学是研究护理管理活动中的普遍规律、基本原理、方法和技术的一门独立学科。

(二)护理管理学的研究内容

护理管理学是研究护理管理工作的特点，找出其规律性。其研究内容主要包括护理行政管理、护理业务管理、护理教育管理3个方面。

(1)护理行政管理：护理行政管理是指体制管理或组织管理，是为了达到组织既定目标，制订完备周密的工作计划和方案，配合适当的人、财、物所建立的合理化组织，用有效的领导方式，积极的激励方法推动工作，力求各单位、人员之间的协调和意见的沟通，并兼顾时间和空间的运用，不断评估和改善管理手段和方法，圆满完成护理组织总目标，提供高质量的护理。

(2)护理业务管理:护理业务管理包括护理管理制度、基础护理技术管理、专科护理技术管理等。护理业务管理的重点是护理质量和工作效率、效益的管理,其中以建立规章制度、制定质量标准、执行和控制为基本内容。另外,护理科研、护理信息以及护理新业务、新技术的开展和推广也是护理业务管理研究的重要内容,在创新护理管理理论、推动体制改革和全面提高护理整体素质中起到了重要的作用。

(3)护理教育管理:护理教育的发展是建设高水平护士队伍的基础,是提高护理质量和护理水平的重要途径。护理教育管理主要是为提高各级护理人员素质及业务水平而采取的培训活动的管理,包括护士专业学生的教学安排、新护士的岗位培训以及在职护士的培训提高等。

(三)学习护理管理学的意义

(1)有利于提高护理管理的科学性:学习护理管理学,可以强化广大护理管理者的科学管理意识,提高科学管理能力,促进护理管理逐步走向科学化,从而促进护理学科的发展。

(2)有利于提高护理质量:在护理管理中,提高护理管理水平与提高护理技术一样发挥着巨大的改进护理质量的作用。护理工作在医院中占有很大的比重,护理工作的优劣将直接影响整个医院的医疗质量。因此,护理管理的科学化、现代化不仅有利于护理学科本身的发展,而且对于提高医院医疗质量也起到重要作用。

第二章　护理消毒供应管理

第一节　回收与分类

一、回收

回收是指收集污染的可重复使用的诊疗器械、器具和物品的工作过程，包括器械使用后的预处理、封闭后暂存、消毒供应中心进行收集运送等。

（一）回收原则

回收工作是器械处理流程中的起始点，开展及时、高效的回收工作，利于提高工作效率，加快器械处理和器械使用周转效率。

重复医疗器械、器具和物品使用频率高，使用范围广，器械使用后到回收处理需要一定时间。因此，严格控制污染的扩散，加强污染器械回收中消毒隔离措施尤为重要。回收工作原则包括以下方面。

（1）使用者应对使用后的污染器械、器具和物品进行封闭存放，防止污染扩散，对污染较多的器械进行擦拭或简单冲洗的预处理。因为各类污染物质对器械表面具有一定的腐蚀性，如果污染、干涸会增加清洗难度，引起加快器械表面磨损和器械功能改变的问题。一般污染量较大的器械包括手术器械、妇产科诊疗器械、管腔类器械、精密器械、结构复杂的专科器械等。

（2）一般由消毒供应中心负责污染器械集中收集和运送。应本着及时回收的原则，定时定点地开展回收工作。

（3）回收操作人员应严格执行感染预防措施，着工装，戴圆帽、口罩，所有回收的诊疗器械、器具和物品都具有感染性，接触污染器械时应戴手套，并备手消毒剂，便于操作过程中进行卫生手消毒；回收、运输中应用清洁手接触公共设施。

（4）采用封闭方式进行器械收集运送，使用封闭回收用具，包括污染回收车、箱、盒等；不应在诊疗场所对污染的诊疗器械、器具和物品进行清点和交换。应将已封闭放置于盒或箱中的污染器械直接运送到消毒供应中心去污区清点、核查，以减少污染器械反复接触，防止职业暴露，提高回收工作效率；区域化的消毒供应中心（central sterile supply department，CSSD）或距离CSSD较远的回收和供应工作时，可配置机动车。

（5）回收污染器械的用具，每次用后应清洗、消毒、干燥备用。

(二)回收要求及用具

1.回收物品分类放置要求

单设科室污染器械存放间,室内设冲洗池、回收容器放置架(台)。对需要使用不同回收容器装载的器械分开放置,室内有清楚的物品放置标识以及器械初步冲洗分类放置的指引。

污染器械根据污染程度,回收后处理的方法不同。回收器械常分为轻度污染容器、过期物品、锐器、专科器械和其他污染器械等几大类。

(1)过期物品、清洁槽等未直接接触患者的物品,使用完毕后直接置于专用回收箱(盒)内,回收过程避免被其他器械污染。一旦此类物品受到血液、体液污染,应按照一般污染物品分类指引处理。

(2)锐器、专科小手术器械、特殊器械等使用后,经初步处理,可选择原器械包的内包布或密封袋、塑料袋包裹后放置在密闭容器中,也可以另用容器盒放置,以便于回收到消毒供应中心清点数量。其中一次性针头、刀片等锐器类,使用完毕后,使用者立即将其收集在锐器盒内。剪刀、穿刺针等锐器要防止刺伤回收人员,同时还要防止尖锐器刺破包装和损伤刀刃。记录专科器械、特殊器械数量与名称,科室填写书面的器械回收清单,利于消毒供应中心回收后的器械数量复核,防止丢失。

(3)使用后的污染器械,器械上无肉眼可见的明显血迹、污物及污迹者,可直接放于密闭容器中。用后敷料及时清理,按医疗废物处理。器械上存在明显血块、污迹、分泌物等,要立即用流动清水冲洗或擦拭,冲洗后器械放入指定的容器密闭存放,防止污迹、血迹干涸。

(4)确诊的感染性疾病使用的复用器械,使用科室将其放在黄色医疗废物收集袋内密封,并标明具体感染性疾病名称,然后置于密闭容器中集中回收。

2.回收容器

所有使用后的污染器械在保持密闭状态下存放,推荐使用密闭箱、密封袋、密封盒,通过回收车进行回收。回收容器由消毒供应中心统一清洗,清洗的方式可采用高压水后流动水冲洗,清洗后进行化学消毒剂擦拭。回收密闭箱每次清洁,回收车每天清洁,必要时擦拭消毒。每次回收时与科室洁污箱交换,一次性密封袋按医疗废物处理,回收车上备手消毒液、清洁手套、登记本。

(三)回收方法

1.回收时间

血液及体液污染的器械尽量在1～2 h内得到及时回收处理。普通科室每天回收2次。对器械使用量大、手术器械科室,消毒供应中心人员应实行弹性上班制度,保证物品及时回收处理。如门诊手术室、妇产科门诊人流室、产房等应根据工作规律调整回收时间,增加次数以增加回收频率,使污染器械得到及时回收处理。手术室术后器械用后立即回收。

2.器械清点

除特殊专科器械外,整箱交换,密闭运输,不在病区清点污染物品。回收的各类污染物品在消毒供应中心接收区由双人核对所收科室物品的数量,登记并核对回收物品与科室请领物品是否相符,清点数量与完好情况;如有差异和数量不足,要及时与所收科室进行沟通,并做好登记。

3.回收运载

回收运载时要避免对电梯、科室等周围环境的污染，保持手部卫生，减少医院感染的因素，防止工作人员职业暴露的发生。根据医院的规模、病区的分布情况，实行分组进行对污染物品回收，减少回收时间。先回收未直接接触患者的医疗用品，再回收污染物品；搬运回收容器后，进行手消毒。回收时严格执行隔离技术，各类污染物品集中在供应中心的去污区内进行拆包、分类、检查。工作人员回收时采用清洁回收专用车，车内配备清洁回收箱(盒)、手消毒液，禁止工作人员裸手接触污染器械。回收人员不得戴污染手套接触清洁物品及公共设施。

4.回收人员自我防护

戴工作帽、口罩，穿工作服，工作人员在每个科室回收器械后脱手套，手消毒后戴清洁手套，严防职业暴露的发生。

(四)回收操作技能

1.污染器械回收操作方法

用于消毒供应中心到各诊疗区、病区或手术室进行回收的操作。

(1)操作准备

1)人员准备：着装符合回收工作要求，戴圆帽(须遮盖全部头发)、戴手套。

2)物品准备：污染回收车、(干)手消毒剂，根据回收品种、类别、数量选择与之匹配的密闭箱、盒。

(2)操作步骤

1)回收：按照规定时间、路线和回收区域进行污染器械收集。

2)回收前评估：①确认回收封闭箱所属科室。②确认有无特殊回收器械标识(急用、易碎等)。③根据精密器械回收制度及要求，初步检查器械完好性、部件完整性，填写专项回收记录表。

3)封闭运送：将回收物品放置妥善。①密封箱等容器的盖子应盖紧封闭。②污染袋开口处应扎紧封闭。③车内的物品放置稳固，车门应保持关闭状态。④污染物品回收后按照规定入口送至消毒供应中心污染区，集中清点、核查、记录。

(3)标识及表格应用：①手术室器械应有配置清单，便于清点、核查和后续制作流程。②诊疗区、病区器械使用回收物品清单，用于清点、统计回收物品的名称和数量。

(4)操作注意事项：①精密贵重器械、易碎器械应放在回收车内明显易拿取的位置。避免回收中的挤压、晃动。②回收人员应与去污区人员共同清点器械或交接回收器械情况，包括精密贵重器械、急用器械、易碎器械等。

2.手术污染器械及外来器械的回收操作

用于CSSD与手术室设专用污染电梯、通路或外来手术器械专用接收入口进行的回收操作。

(1)操作准备

1)人员准备：着装符合回收工作要求，戴圆帽(须遮盖全部头发)、戴手套。

2)环境准备：在消毒供应中心去污区环境整洁、光线充足。

3)物品准备：操作台、转运车、器械清洗篮筐、清洗架等，标识等物品，电脑记录系统处于备用状态。专用污染电梯门口和外来器械接收入口处设置备用清洁手套。

(2)操作步骤

1)器械通过污染专用入口送至消毒供应中心去污区,及时接收污染器械并清点核查。

2)操作评估:①回收污染器械的回收车、箱、盒等专用用具,处于封闭状态。②回收器械有归属部门的标识、器械标识、器械配置单,表格填写清晰,项目完整。③查看有无特殊标识,如感染、急用、易碎等。④依照专项管理制度进行外来器械、移植物回收。

3)清点器械数量:以组合器械包为单位,逐一清点、核查。

4)按照技术规程检查回收器械完好性、部件完整性。

5)填写器械清点核查记录。项目应填写完整、字迹清楚,操作人员签名。

(3)标识及表格应用:①手术室器械应有配置清单,便于清点、核查。②使用手术器械回收记录。③使用外来器械、移植物专项回收记录。④根据需要填写精密贵重器械专项回收记录。

(4)操作注意事项:①及时接收并清点、核查回收的手术器械。②发现器械清点缺失等问题及时反馈,协调沟通。③外来器械、移植物由专人负责进行回收,交接时当面清点器械。④回收器械物品标识明确,注明器械归属部门、物品名称或编号等信息,防止混乱。

3.回收用具清洗、消毒

(1)操作准备

1)人员准备:着装符合工作要求,戴圆帽(须遮盖全部头发)、口罩,穿隔离衣,戴手套,穿去污区专用鞋或水靴。

2)环境准备:去污区洗车间整洁,地漏排水通畅,无杂物堆放,室内光线明亮。应设清洗浸泡水槽,用于回收箱(盒)等容器的清洗;配置洗车冲洗水枪或大型自动化清洗消毒器;有回收车(箱、盒)的储物架。

3)物品准备:清洁擦布、清洗设备、清洗水枪、清洗水池、化学消毒剂等。

(2)操作步骤

1)操作前评估:①根据密闭盒、箱、车等用具的品种、数量与材质类别,选择机械清洗或手工清洗。②清洗消毒设备或酸性氧化电位水等已在备用状态。③根据需要配制化学消毒剂并测试合格。含氯消毒剂500 ppm;使用酸性氧化电位水,其有效成分指标达到有效氯含量为(60±10)mg/L;pH 范围2.0～3.0;氧化还原电位(ORP)≥1 100 mV;残留氯离子<1 000 mg/L。

2)手工处理清洗、消毒、干燥:①运送车(无菌物品)等用具:采用擦拭或冲洗(洗车水枪)方法。②污染回收车的清洗:开始处理污染较轻的部位,再处理污染较重部位。顺序为车体外部(由上至下,车门扶手处重点清洗)→车轮→车内(由上至下)。消毒:用消毒剂擦拭消毒,再用清水彻底冲洗或擦拭。干燥:清洁布擦拭柜内(由上至下)→擦拭车体外部(由上至下)→车轮自然沥干或擦拭。存放于清洁区域或洗车间。③污染器械盒等容器清洗:在清洗槽中冲洗。消毒:浸泡于消毒液中或用消毒液进行擦拭,再用清水彻底冲洗。④干燥:用清洁的布擦拭干燥,操作顺序由内向外。干燥后备用。

3)自动清洗消毒器处理:①清洗消毒器自动完成清洗、消毒、干燥处理。清洗前应打开封闭盒、箱的盖子,将箱、盖分别放在清洗架上,车应打开门并加以固定,防止冲洗时关闭。将回收用具推进清洗消毒器舱内清洗消毒。采用清洗消毒器进行机械清洗方法处理,使用热力消毒,

90℃,1 min,A0 值 600。②具体操作应遵循所用产品制造商指导手册和操作规程。

(3)操作注意事项:①回收运送车、箱等工具使用后及时清洗或消毒。②含有小量血液或体液等物质的污染,可先清洁再进行消毒;对于大量的溅污,应先用吸湿材料去除可见的污染物,然后再清洁和消毒。③一般选用含氯消毒剂消毒,有效氯 500 mg/L 的消毒液浸泡＞10 min,或选用中效以上的消毒剂。擦拭消毒方法的消毒时间按浸泡消毒时间。④采用酸性氧化电位水消毒,应在清洗步骤之后,再用酸化水冲洗消毒。⑤使用酸性氧化电位水的方法,参照行业标准《酸性氧化电位水应用指标与方法》。使用清洁的擦布进行干燥处理。⑥擦拭布巾用后应清洗干净,用 250 mg/L 有效氯消毒剂(或其他有效消毒剂)中浸泡 30 min,冲净消毒液,干燥备用。

二、分类

分类程序是指污染器械、器具及物品运送到消毒供应中心去污区,进行清洗前准备至清洗工作开始的操作过程。分类操作包括清点、核查和分类装载程序。

(一)分类原则

分类装载操作是清洗前必要的准备工作。通过器械评估,根据器械材质、结构、污染等状况分类装载。便于选择适宜清洗、消毒程序和方法,避免因清洗方法不当造成器械损伤或损坏。在分类操作中应掌握以下方面原则。

(1)应在消毒供应中心去污区进行污染器械分类操作,包括清点、核查和清洗装载等操作步骤。

(2)去污区环境整洁、光线充足。应备有器械分类操作台、器械清洗篮筐、"U"形卡、清洗架等,以及转运车,分类标识、记录表格等物品,电子网络系统应处于备用状态;污染敷料收集袋或容器、锐器收集容器、消毒剂等。

(3)需双人进行清点核查操作,并填写各类统计记录,满足追溯管理要求。发现问题及时处理或报告,与器械归属部门沟通、反馈。

(4)使用清洗篮筐、清洗架等用具进行分类。分类的器械应摆放有序,应充分打开关节;可拆卸的部分应在指导手册的规定下拆开清洗,确保器械表面、管腔、缝隙和小孔等处,能够充分地接触清洗介质(水和清洗剂)的浸泡或冲洗。

(5)采用机械清洗方法时,器械盛载量和装载方法应经过验证。避免清洗装载超量,影响清洗效果。

(6)酌情使用分类标识,以满足清洗质量追溯的管理要求,利于后续操作。

(7)应严格执行手卫生消毒和职业防护要求。着装符合器械清点工作要求,戴圆帽(须遮盖全部头发)、戴口罩、穿隔离衣、戴手套、穿污染区专用鞋。

(8)操作人员应掌握发生职业暴露时的紧急处理方法。

(二)分类用具

1."U"形架

等用于各类手术钳的整理,可在器械分类时选择使用,起到撑开器械关节、固定器械、防止扭结,避免器械损坏的作用。

2.清洗篮筐

用于装载各类腔镜器械，是器械清洗、分类、无菌包装的主要用具。具有保护腔镜器械，利于清洗操作，便于腔镜器械组合等功能。使用时可将“U”形架串联的器械摆放在器械篮筐中，也可直接摆放在清洗篮筐中，器械宜充分打开呈90°角。

3.带盖、精密篮筐

用于装载较小的器械或零部件，防止在清洗等操作中的丢失。

4.清洗架

是清洗消毒器的辅助部件。常用的清洗架有：①专用精密器械清洗架，设有管腔冲洗接头和固定夹，用于冲洗管腔类器械；②呼吸机管路清洗架；③换药碗清洗架；④换药盘清洗架。

5.分类标识

用于区分器械的所属科室、拆开清洗的器械、成套器械分篮筐装放等情况，避免在操作程序中发生器械混乱，便于进行器械的组合。具体应用于以下情况。

(1)标明清洗方法标识放置在清洗篮筐中，标注对应器械清洗所用的方法(手工清洗方法或清洗设备序号)，便于清洗后的质量记录。

(2)标明组合分拆器械用于套装器械拆分。使用相同符号的标识，分别放置在分装器械清洗篮筐中，便于腔镜器械组装配套，提高操作效率，防止器械混乱。

(3)标明器械归属部门，用于不同部门使用相同器械的分类，满足临床器械使用及管理需求。

(4)标明需紧急或其他特殊需求的处理，便于优先处理，满足临床使用需求。

(三)分类操作流程

分类程序包括操作前的分类评估；清点、核查器械；器械分类后清洗装载；设分类标识等操作步骤。

1.分类评估

卸载后的腔镜器械，除去外包装及敷料，进行污染腔镜器械分类评估。

(1)操作可行性评估：回收腔镜器械符合器械管理要求，有可遵循的规章制度、技术操作规程、质量要求等。

(2)感染风险评估：①评估微生物感染风险，确认回收腔镜器械是否设置感染分类标识。②评估腔镜器械交叉污染的风险。消毒后直接使用与消毒后需要继续灭菌器械物品应分类，分别进行处理。

(3)器械材质结构评估：①评估腔镜器械材质，选择清洗消毒方法。通常分为两大类，即耐湿热或不耐湿热器材。耐湿热器材主要包括不锈钢等金属类器械。这类器械按照机械清洗和热力消毒的方法及要求准备。不耐湿热的精密、有电源类器械(材)等，按照手工清洗方法及要求准备。②评估精密、贵重器械程度，按照专项操作规程要求准备，如硬式内镜、显微手术器械等。

(4)污染状况评估：①评估器械污染的性质(湿性或干性)，确认操作程序。湿性污染按照常规处理程序准备。污渍干涸时(干性)，应进行清洗预处理准备，即先采用人工清洗和(或)超声清洗等方法清洗，清除表面污染物后再进行常规程序处理。②评估可见污染量。污染量少且易清除，按照常规处理程序准备；污染量较多时应进行预处理准备，方法同干涸污渍处理程序。

2.清点、核查器械

(1)清查器械功能的基本完好性，如有无变形，螺钉、附件缺失等情况。

(2)清查器械功能的基本完整性，器械数量准确，并记录。

3.分类装载

分类后的器械即可装载于清洗篮筐或清洗架上。篮筐装载时，器械应充分打开关节，摆放有序。器械可拆卸的部分应按照指导手册的规定拆开清洗。具体方法如下。

(1)分类

1)根据材质分类装载：金属材质和玻璃器皿不应放在同一个清洗篮筐中，避免清洗中损坏；软管道或电源线应单独使用清洗篮筐；精密器械宜单独使用清洗篮筐。

2)根据结构分类装载：需要拆卸后清洗的复杂器械，放置在同一个清洗篮筐中，利于器械配套组装的操作，避免器械装配时发生混乱；组合成套的手术器械量过多时，分开装载。

3)根据精密程度分类装载：按其专项操作方法和生产厂家提供的使用说明或指导手册分类装载。可选用专用架或专用器械防滑垫，如硬式内镜等较小的附件应使用带盖的清洗网盒，避免清洗时脱落。

4)根据临床使用需求分类装载：按其器械归属部门以及使用需求的急缓程度归类。

5)根据污染情况进行分类装载：需进行预处理的器械应单独分类放置。

6)根据器械处理程序进行分类装载：使用不同清洗程序的器械应分开装载，如消毒后使用的器械与灭菌后使用的器械分开装载；塑胶材质等管腔类器械不使用润滑剂，且难以干燥，因此应与金属器械分开装载。

(2)装载方法举例：①钳、剪类装载，应将器械打开呈90°放置；②管腔类器械装载，应使用专用清洗架清洗，通过清洗架可以使管腔内、外得到水流冲洗；③鼻钳类无锁扣闭合器械不打开清洗，可借助用品放置在器械颚部开启闭合处，使器械充分接触水流，保证清洗质量；④各类容器的装载，如盆类、盘类、罐类、盒类容器，开口处朝下或倾斜摆放，避免容器内积水，可直接装载于清洗架上清洗。

4.操作注意事项

(1)遵循产品说明书装载清洗腔镜器械。

(2)器械装载量不应超过清洗篮筐的高度，宜摆放为一层。

(3)每次清洗架装载物品后测试清洗臂旋转状况。用手转动每一层架的清洗臂，观察清洗臂转动有无阻力或发出碰撞器械的声音。

(四)分类操作技能

1.清点、核查操作

适用于消毒供应中心去污区进行的污染器械分类(清点核查)操作。

(1)操作准备：在去污区清洗操作间进行准备工作。

1)人员准备：着装符合器械清点工作要求，戴圆帽(须遮盖全部头发)、戴口罩、穿隔离衣、戴手套、穿去污区专用鞋。

2)环境准备：消毒供应中心去污区环境整洁，光线充足。

3)物品准备:器械分类操作台、“U”形卡、器械清洗篮筐、清洗架、转运车,分类标识、分类记录表格等物品,电子网络系统应处于备用状态;污染敷料收集袋或容器、锐器收集容器等。

(2)操作步骤

1)回收器械卸载:将回收器械按照器械包名称分类,逐一码放在分类操作台上并留有分类操作的空间。

2)器械清点、核查:①确认回收物品归属部门标识。②确认使用部门回收物品记录单或手术器械配置单。③根据器械回收次序分批清点、核查。确认特殊标识(急用、易碎等),标注急用的器械,优先清点并处理。精密器械稳妥放置,单独核查器械完好性、完整性。

3)记录:记录项目完整,字迹清晰,记录内容包括日期、科室、器械包名称、器械型号与数量、清点人、核对人签名等。

(3)操作注意事项:①临床回收器械清点,应经两人复核,并在记录单上签字。②器械清点缺失等问题应记录,及时反馈临床,协调沟通。③灭菌和消毒器械分别清点,防止交叉污染。④手术器械按照器械配置单进行清点。移植物及手术器和外来器械由专职人员清点、执行专项清点制度。⑤清点器械后及时进行台面的整理,有血渍污染应及时擦拭消毒。

(4)标识及表格应用:根据清点器械种类可选择使用以下清点记录单。①污染器械清点核查记录单。②器械检查问题记录单。③精密贵重器械回收记录单。④外来手术器械单回收记录单。⑤手术器械配置单和回收记录单。

2.手工清洗装载操作

用于手工清洗器械装载操作,如不能采用机械清洗方法的精密器械类、电源器械类的清洗处理,黏附较多血液、体液和干涸污渍器械的清洗预处理,以及结构复杂如穿刺针、手术吸引头等器械的清洗预处理。

(1)操作准备

1)人员准备:操作人员个人防护符合要求。

2)环境准备:消毒供应中心去污区环境整洁,光线充足。

3)物品准备:器械分类操作台、“U”形卡、器械清洗篮筐、清洗架、转运车,分类标识、各类分类记录表格等物品,电子网络系统应处于备用状态;污染敷料收集袋或容器、锐器收集容器等。

(2)操作步骤

1)器械评估:①评估器械材质和结构。②进行精密、贵重器械功能完好性和附件完整性评估。

2)分类装载:①将待清洗器械放入清洗篮筐中。②精密贵重器械按类别或单套器械放入清洗篮筐中。

3)设标识:拆分的器械根据需要设置分类标识。

4)进入手工清洗流程。

(3)操作注意事项:装载操作结束,及时清洗、消毒回收用具,整理环境,需要时对操作台面进行消毒。污染器械操作台有明显血液、体液污染时及时擦拭消毒。

3.超声波清洗器分类、装载(台式)

用于超声波清洗器的装载操作。

(1)操作准备

1)人员准备:操作人员个人防护符合要求。

2)环境准备:消毒供应中心去污区环境整洁,光线充足。

3)物品准备:超声波清洗设备、操作台、"U"形卡、器械清洗篮筐、清洗架等,锐器收集合、污染敷料收集用具等。清点、核查记录单等物品,或电脑记录系统处于备用状态。

(2)操作步骤

1)器械评估:①评估污染性质和污染量,是否需要预清洗。②进一步评估器械材质和结构,是否适宜超声清洗方法。

2)分类装载:①根据以上综合评估的结果将器械放入清洗篮筐中。②精密贵重器械按类别或单套放入清洗篮筐中。③将盛器械的清洗篮筐置于超声波清洗器中。④按开启键,进入清洗程序。

(3)操作注意事项:①污染量较多或有干涸污渍的器械,经手工清洗预处理后,再进行超声清洗装载操作。②拆开、分解的器械单独放置或设标识牌。

4.自动清洗消毒器分类装载

用于自动清洗消毒器的器械装载操作。

(1)操作前准备。

1)人员准备:操作人员个人防护符合要求。

2)环境准备:消毒供应中心去污区环境整洁,光线充足。

3)物品准备:自动清洗消毒器、操作台、"U"形卡、器械清洗篮筐、清洗架等,锐器收集容器、污染敷料收集用具等。清点、核查记录单等物品,电脑记录系统处于备用状态。

(2)操作步骤。

1)器械评估:①评估器械材质和结构,是否适宜自动清洗消毒器清洗方法。②评估污染性质污染量,污渍较多的器械经预清洗处理,再进行机械清洗的装载。

2)分类装载:①根据以上综合评估结果进行清洗装载操作。②分层摆放清洗篮筐,不能摞放篮筐;直接放在清洗架上的换药盘等容器,应按照规定的数量和方式摆放;管腔类器械应使用专用清洗架,并将管腔器械牢固插入冲洗口。③贵重器械,如电钻、内镜等分类后,单件放置在清洗篮筐中。

(3)标识及表格应用:设标识,追溯器械清洗时所用的清洗设备、清洗程序等。

(4)操作注意事项:①清洗装载充分考虑器械物品材质、精密度,选用适宜的装载方法。②清洗架装载清洗篮筐后,应转动清洗臂,发现清洗臂被器械阻碍旋转及时调整。

第二节　清洗、消毒与干燥

一、清洗

清洗,是指去除医疗器械、器具和物品上污物的全过程,包括冲洗、洗涤、漂洗和终末漂洗。

（一）清洗过程

1.冲洗

以水为介质，形成流动水，去除器械、器具和物品上的污染物，达到能进一步处理的程度。

2.洗涤

以含有化学清洗剂的水为介质，通过水的溶解清洗能力、清洁剂的乳化和皂化等作用，去除器械、器具和物品上的有机类污染物等。

3.漂洗

以水为介质，通过水的溶解清洗能力，去除器械、器具和物品上的污染物和化学残留物，达到清洗质量要求。

4.终末漂洗

用纯水或蒸馏水为介质，进行流动水冲洗。避免自来水中含有的金属离子等化学物质对器械表面造成腐蚀、变色等问题。终末漂洗，能够进一步提高清洗质量，终末漂洗是对器械、器具和物品进行最终的清洗步骤。在精密器械处理中为必需步骤。

（二）清洗原则

(1)根据器械材质和精密程度选择有效的清洗方法。耐水洗或湿热材料的器械首选机械清洗方法；不耐水浸泡、湿热材料精密、复杂器械采用手工清洗方法；污染量较重的器械应进行预处理清洗后再做常规清洗；精密器械的清洗，应遵循生产厂家提供的使用说明或指导手册。

(2)根诊疗器械、器具和物品处理的基本要求，器械去污程序为先清洗，再进行消毒。避免经化学消毒或湿热消毒后产生蛋白质凝固，增加清洗的难度。

(3)根据规定，器械经过清洗后，必须符合清洗质量标准，即器械表面及其关节、齿牙处应光洁，无血渍、污渍、水垢等残留物质和锈斑；功能完好，无损毁。

(4)应制定完善的常规器械、精密贵重器械清洗操作规程；手工清洗和机械清洗程序应包括冲洗、洗涤、漂洗、终末漂洗；清洗操作方法及注意事项应符合要求。

(5)清洗操作人员个人防护符合要求。

(6)清洗操作的人员必须经上岗前培训，精密、贵重器械清洗的操作人员应经过专项技能培训。

(7)根据医院规模、任务及工作量，合理配置清洗消毒设备、水处理设备及配套设施。加强设备的日常维护和保养，确保清洗效果。

(8)开展日常和定期的清洗质量检测工作，清洗质量问题应记录并满足质量追溯和持续改进管理要求。

（三）清洗方法

1.手工清洗

(1)手工清洗适用范围：适用于器械的清洗预处理，能够针对性地去除器械上的湿性或干性血渍和污渍、锈迹、水垢、化学药剂残留、医用胶残留等；主要用于不能采用机械清洗方法的精密器械清洗，如一些软式内镜、电源类等器械；还用于运送车、转运箱、清洗篮筐、托盘等物品用具的清洗。

(2)用具

1)清洗水槽:由不锈钢材质制成。用于手工清洗操作的为双水槽,适宜进行腔镜器械浸泡和冲洗的清洗操作。

2)压力水枪:用于手工清洗管腔器械。压力水枪一端接水源管道,另一端通过压力水枪喷头连接于管腔器械上。压力水枪喷头可增强水流压力,利于清除管腔器械内壁上附着的污渍。使用时应选择与管腔器械内径适宜的喷水接头,保证腔内的水流压力。

3)压力气枪:用于手工清洗管腔器械的处理。压力气枪一端接于压缩空气管道,管道气源压力 0.45～0.95 MPa,压力气枪工作压力 0.1～0.3 MPa;另一端通过压力气枪喷头连接于管腔器械上,在压力的气流作用下,清除管腔壁脱落的污染物或水。使用时应选择与管腔器械内径适宜的接头,保证腔内的气流压力。

4)器械刷:有多种规格和型号,根据腔镜器械的种类、大小、形状选择适宜的毛刷,主要用于手工清洗操作。

5)洗眼装置:职业防护必备的设施,用于操作人员眼部受到污染后进行冲洗处理。

6)超声波清洗机:分为台式和落地式,二者功能有所不同,有的只具有单一的洗涤功能,多为单槽台式机;有的具有洗涤、漂洗、消毒功能,为单槽或双槽。由于这类设备需要人工完成漂洗、消毒的程序转换,因此又常称这类设备为半自动化设备。

(3)手工清洗操作流程及注意事项。

1)基本方法:①冲洗操作方法,即使用水冲洗器械。一般用于洗涤前初步去污步骤或去除化学清洗剂的漂洗。用压力水枪、气枪进行管腔冲洗操作。②浸泡操作方法,将污染腔镜器械浸泡在水中或含有清洁剂的液体中,使黏附在器械上的干涸污渍软化、分解。浸泡时器械要完全浸没在水下;管腔器械从一端缓慢注入液体,使腔内充满清洗剂;器械上的阀门应打开。③擦拭操作方法,使用软巾浸于清洁剂液体内进行器械擦洗或使用蘸有清洁剂的软布直接擦拭。擦拭清洗的力度应柔和,使用的擦布宜采用低棉絮材质,避免毛絮脱落。擦拭法一般用于表面光滑器械、不能浸于水中清洗的不耐湿器械、带电源类器械的清洗。擦拭清洗时应在水面下进行,防止产生气溶胶;对不能浸于水中清洗的器械,可用蘸有清洁剂的软布直接擦拭去污,应使用具有活性、无蛋白质黏附能力的清洁剂。④刷洗操作方法,即使用专业清洁刷刷洗器械的方法。器械刷洗部位主要包括关节、齿缝。刷子的刷洗方向要与器械齿端纹路一致,避免产生清洗死角。选用适宜的刷子型号,确保刷子可以深入空隙、管腔内。刷洗手术吸引器、各类穿刺针等管腔器械时,可交替使用压力水枪或气枪进行管腔内的清洗。

2)清洗程序及操作:①人员准备,操作人员个人防护符合要求;环境准备,消毒供应中心去污区,应保证环境整洁、光线充足;物品准备,操作台、转运车、器械清洗篮筐、清洗架等,清洗剂、刷子,标识等物品,电脑记录系统处于备用状态。②操作前评估污染分类,可遵循清洗技术操作规程选择清洗方法和操作程序,确认是否可水洗。第一步,冲洗:污染器械、器具和物品置于流动水下冲洗,初步去除污染物。手工清洗时水温宜为 15～30℃。第二步,洗涤:冲洗后,使用酶清洁剂或其他清洁剂浸泡,然后用刷子刷洗或用擦布擦洗。清洗动作柔和,不应使用钢丝球类用具和去污粉等物品,避免器械磨损。去除干涸的污渍可先用酶清洁剂浸泡,再进行刷洗或擦洗。第三步,漂洗:洗涤后,再用流动水冲洗或刷洗。第四步,终末漂洗:用流动水冲洗,根据器械材质需要选择清洗用水，如为动力器械、光学材质部件则使用软水或纯化水、蒸馏水冲洗，以提高器械清洗的质量。③结构复杂的腔镜器械应拆卸后清洗；手工清洗后的器械应放置在专用的托盘、车等清洁处与污染器械分开放置，并及时传入清洁区，避免清洗、消毒后的二次污染；清洗池、清洗用具等应每天清洁与消毒。④根据追溯管理需要，手工清洗精密器械、外来器械、贵重腔镜器械等应记录。记录清洗器械名称或编号、数量、清洗方法、消毒方法、操作人员等信息。

2.清洗机清洗

机械清洗是指利用清洗设备完成清洗去污的方法。机械清洗具有自动化、程序化、标准化和清洗效率高等优点，是医疗器械、器具和用品清洗的首选方法。机械清洗适用于耐高温、湿热材质的器械清洗。受设备本身自动化程度和功能影响，使用不同类型的清洗设备其操作方式和程序有较大区别，自动化程度高的设备完成预清洗、洗涤、漂洗、终末漂洗、消毒、干燥等处理时，完全是自动化(全自动)的一键式操作，不再需要人工辅助操作，而一些自动化程度较低(半自动)的设备则需要加入人工辅助操作。

(1)用具：针对器械种类的不同设定了不同的清洗架，如换药碗清洗架、湿化瓶清洗架、腔镜清洗架、手术器械清洗架等。

(2)清洗机清洗操作流程及注意事项。

1)喷淋式清洗消毒器

基本程序：预清洗，清洗舱内自动进软水，自动加热，水温控制在 20～35℃，喷淋预清洗时间 1～3 min，自动排污，除去物体表面污渍和可发泡的物质。洗涤，自动进软水，自动投入设定清洗剂，自动加热(根据清洁剂使用温度要求)，一般水温设定在 35～45℃，设定喷淋洗涤时间至少 5 min，自动排水。第 1 次漂洗，自动进软水，自动加热 35～45℃(也可用冷水)，设定喷淋漂洗时间 1～2 min，自动排水。第 2 次漂洗，自动进软水或纯化水，自动加热 35～45℃(也可用冷水)，设定喷淋漂洗时间 1～2 min，自动排水。终末漂洗、消毒，自动进纯化水，自动加热 90℃，根据需要设定消毒时间 1 min 或 5 min 以上。在设定的温度(一般为 70℃)下自动投入润滑剂，自动排水。热风干燥，自动加热，自动控制设定的干燥温度一般为 70～90℃，干燥时间 10～20 min。自动开启柜门，取出清洗器械。

操作前准备：人员准备，操作人员个人防护符合相关要求。环境准备，在消毒供应中心去污区，应保持环境整洁、光线充足。物品准备，如操作台、器械清洗篮筐、清洗架等，清洗剂、刷子、标识等物品，电脑记录系统处于备用状态。查看水源、热源接通，接通电源，设备指示灯应开启，清洗设备处于备用状态。

操作步骤：操作前评估，评估污染分类，有可遵循的清洗操作规程；确认清洗器械与清洗方法的适宜性；器械装载方式和装载量符合操作规程。清洗器装载，开启清洗设备舱门，推进器械架，器械装载正确，插件牢固，装载适量；关闭舱门。清洗器运行，选择清洗程序并启动开关，运行指示灯开启。观察预清洗水温，一般不超过 45℃；设备舱门处没有水溢出现象；喷淋臂转速正常，转动无器械阻挡，器械可接触到水流。观察排水阶段，排水通畅，没有水溢出和滞留现象。自动加入清洁剂时，水温符合使用规定。漂洗阶段喷淋漂洗时间 1～2 min；漂洗循环 2 次。终末漂洗。消毒温度应≥90℃，消毒时间 1～5 min。热风干燥，70～90℃，干燥时间为 15～20 min。清洗结束，运行指示灯熄灭；观察打印的程序代码及消毒时间与温度，并记录。开启清洗设备舱门，取出器械架，放置 5 min 后观察器械的干燥程度。观察无水迹为干燥。

标识及表格应用：酌情使用标识，达到器械清洗的方法和清洗设备运行情况可追溯；进行清洗消毒流程记录。

2）喷淋超声波式清洗消毒器

预清洗：清洗舱内自动进软水，自动加热，水温控制在 20～35℃，喷淋预清洗时间 1～3 min，自动排污，除去物体表面污渍和可发泡的物质。

超声喷淋洗涤：定自动进软水，自动投入设定清洗剂，自动加热（根据清洁剂使用温度要求），一般水温设在 35～45℃，设定超声洗涤时间 5～10 min，自动排水。

漂洗：自动进软水，自动加热 35～45℃（也可用冷水），设定喷淋漂洗时间 1～2 min，自动排水。此过程也可根据需要使用中和剂或酸性清洗剂，防止沉淀物污染器械（不是必需步骤）。

终末漂洗、消毒：自动进纯化水，自动加热至 90℃，根据需要设定消毒时间 1 min 或 5 min 以上时间。在设定的温度下（一般为 70℃）自动投入润滑剂，自动排水。

热风干燥：自动加热，自动控制设定的干燥温度（一般为 70～90℃），干燥时间 10～20 min。自动开启柜门，取出器械架。

二、消毒

常用消毒方法为物理消毒和化学消毒。物理消毒是利用物理因子杀灭或清除病原微生物的方法。消毒供应中心采用的物理消毒为湿热消毒法，即利用较高温度的热水（≥90℃）或蒸汽为消毒介质，在维持相应温度和时间的条件下可使菌体蛋白质变性或凝固。蛋白质的变性和凝固，需有水分子的存在，而湿热处理时是在热水或热蒸汽的环境下，且湿度越高，蛋白质的变性和凝固越快，对微生物的杀灭效果越好。细菌繁殖体、病毒和真菌等对湿热均较敏感。耐湿、耐热的器械、器具和物品，应首选物理消毒方法。化学消毒方法是根据杀菌作用，消毒剂可分为高效消毒剂、中效消毒剂和低效消毒剂。由于化学消毒对器械具有一定的腐蚀性，因此器械消毒时需要谨慎选用。

（一）湿热消毒法

1.煮沸消毒

利用煮沸消毒器进行湿热消毒的方法。

（1）使用范围：可用于耐高温、耐高湿材质的腔镜器械和物品消毒，包括不锈钢等金属类、玻璃类、一些耐高温的塑胶类材质的器械。

（2）工作原理：常用设备为电热消毒煮沸器。使用时煮沸槽中加入纯化水（或蒸馏水），通过电加热待水温达到 90℃或达到 100℃沸腾后，将清洗后的器械浸泡于热水中。开始记录消毒时间，消毒时间 1～5 min，具有简单、方便、实用、经济、效果可靠等优点。

（3）使用注意事项：①物品应先清洁后再煮沸消毒。②煮沸物品需用蒸馏水或纯水煮沸，避免物品上有水碱黏附。③中途加入物品时，应按照最后放入的器械时间，重新记录消毒时间。④煮沸器的盖应严密关闭，以保持沸水温度。⑤煮沸消毒的物品应及时取出，以免生锈。⑥玻璃类物品冷水时放入；橡皮类物品水沸后放入，以免橡胶变软。⑦所有物品必须浸在水面以下。⑧每次所放入物品的量不应超过消毒器容量的 3/4。

2.自动清洗消毒器消毒

全自动清洗消毒器可以进行湿热消毒。利用热水进行喷淋冲洗，在保持一定温度和时间条件下实现器械消毒。使用方法参阅生产厂家的使用说明书或指导手册。

(二)化学消毒法

化学消毒法适用于医院没有湿热消毒设施，需要选择使用化学消毒；不耐热的腔镜器械，通常采取浸泡或擦拭的方法消毒。

1.酸性氧化电位水

(1)使用范围：适用于包装前腔镜器械的消毒。

(2)主要原理：氧化电位水生成机是利用有隔膜式电解槽将混有一定比例氯化钠和经软化处理的自来水电解，在阳极侧生成具有低浓度有效氯、高氧化还原电位的酸性水溶液，同时在阴极一侧生成负氧化还原电位的碱性水溶液的装置。由氧化电位水生成机生成的酸性氧化电位水是一种具有高氧化还原电位(oxidation-reduction potential，ORP)、低 pH、含低浓度有效氯的无色透明液体。它的生成原理是将适量低浓度的氯化钠溶液加入隔膜式电解槽内，通过电解，在阳极侧氯离子生成氯气，氯气与水反应生成次氯酸和盐酸。另外，水在阳极电解，生成氧气和氢离子，使阳极一侧产生pH 2～3 的液体，氧化还原电位≥1 100 mV，有效氯浓度为 50～70 mg/L，残留氯离子＜1 000 mg/L。酸性氧化电位水具有较强的氧化能力，对各种微生物有较强的杀灭作用，且杀菌速度快、使用范围广、安全可靠、不留残毒、对环境无污染。但酸性氧化电位水对光敏感，稳定性不高，对铜、铝和碳钢有轻度腐蚀性，杀灭微生物作用受有机物影响较大。

(3)使用方法(腔镜器械消毒)：手工清洗后，用酸性氧化电位水流动冲洗浸泡消毒 2 min，净水冲洗 30 s，取出干燥后进行包装、灭菌等处理。内镜的消毒遵循原卫生部(现卫健委)《内镜清洗消毒技术操作规范》。物体和环境表面消毒、卫生手消毒、卫生洁具和织物的消毒遵循原卫生部(现卫健委)《医疗机构消毒技术规范》。

(4)注意事项：①由于酸性氧化电位水生成器在电解过程中会释放少量的氯气和氢气，故应将生成器和蓄水容器放置在干燥、通风良好且没有阳光直射的场所。②酸性氧化电位水消毒时只能用原液，宜现用现制备，储存时应选用避光、密闭、硬质聚乙烯材质制成的容器，储存不超过 3 天。③每次使用前，应在酸性氧化电位水出水口处分别测定 pH、有效氯浓度、氧化还原电位值，pH 达到 2～3、有效氯浓度 50～70 mg/L、氧化还原电位值≥1 100 mV。④对不锈钢以外的金属物品有一定的腐蚀作用，应慎用。⑤使用酸性氧化电位水消毒前，应先清洗器械，彻底清除有机物。⑥不得将酸性氧化电位水和其他药剂混合使用。⑦酸性氧化电位水为外用消毒产品，不可直接饮用；碱性还原电位水不慎入眼内应立即用水冲洗。⑧如仅排放酸性氧化电位水，长时间可造成排水管道腐蚀，故排放后应再排放少量碱性还原电位水或自来水。⑨每半年应清理一次电解质箱和盐箱。

(5)有效指标的检测：①有效氯含量，应使用精密有效氯检测试纸，其有效氯范围与酸性氧化电位水的有效氯含量接近。具体使用方法见试纸使用说明书。②pH，应使用精密 pH 检测试纸，其 pH 范围与酸性氧化电位水的 pH 接近。③氧化还原电位，取样时开启酸性氧化电位水生成器，等到出水稳定后，用 100 mL 小烧杯接取酸性氧化电位水，立即进行检测。氧化还原电位检测可采用铂电极小于等于在酸度计“mV”挡上直接检测读数。具体使用方法见使用说明书。④残留氯离子，取样时开启酸性氧化电位水生成器，等到出水稳定后，用 250 mL 磨口瓶取酸性氧化电位水至瓶满后，立即盖好瓶盖，送实验室进行检测。

2.含氯消毒剂

(1)作用原理：含氯消毒剂是指在水中能产生具有杀菌活性的次氯酸的消毒剂，可分为无机化合物类和有机化合物类。含氯消毒剂杀菌谱广，能有效杀灭多种微生物和原虫，但对金属有腐蚀作用，腔镜器械消毒时不宜选用。

(2)使用范围：①对朊病毒或气性坏疽、突发原因不明的传染病病原体污染的诊疗器械和器具的消毒；②对消毒供应中心物表和环境的消毒遵循卫健委《医疗机构消毒技术规范》。

(3)注意事项：①粉剂应于阴凉处避光、防潮、密封保存；水剂应于阴凉处避光、密闭保存。②所需溶液应现配现用。③配制溶液时应戴口罩、手套。

3.醇类(乙醇)

(1)作用原理与特性：乙醇(酒精)能够吸收细菌蛋白的水分，使其脱水、变性、凝固，从而达到杀灭细菌的目的。75%的乙醇与细菌的渗透压相近，可以在细菌表面蛋白质未变性前逐渐地向菌体内部渗透，使细菌内蛋白质脱水、变性、凝固，达到杀死细菌的目的。乙醇为中效消毒剂，能杀灭细菌繁殖体、结核分枝杆菌及大多数真菌和病毒，但不能杀灭细菌芽孢，短时间不能灭活乙肝病毒，且受有机物影响大；易挥发，易燃烧。

(2)适用范围：乙醇适用于皮肤、环境表面及医疗器械的消毒，可用于不耐湿热消毒器械的消毒处理。

(3)使用方法：用 75%乙醇无絮低纤维棉布擦拭器械表面。

(4)注意事项：①乙醇易燃，忌明火。②盛装乙醇的容器，用后盖紧、密闭，置于阴凉处保存。③对乙醇过敏者勿用。

(三)器械消毒操作流程

1.基本要求及程序

(1)人员要求：①操作人员须经过岗位培训。②操作时，符合去污区人员的职业防护要求。

(2)基本原则：①消毒处理方法首选机械热力消毒，消毒设备主要有清洗消毒器、煮沸消毒槽等。②不耐湿热腔镜器械，可采用 75%乙醇、酸性氧化电位水或取得卫生行政部门卫生许可批准的消毒药液进行消毒。③对于不能水洗或不耐受高温的腔镜器械，可采用 75%乙醇擦拭消毒。④腔镜器械厂商特别说明的器械接触化学消毒剂或高温水会导致材质变性及功能受损者，在确保清洗质量的情况下，可直接进行检查、包装、灭菌。⑤应建立消毒质量记录表，湿热消毒记录温度、时间、A0 值等参数，化学消毒记录消毒剂的名称、浓度、作用时间等参数。

(3)操作要点：①有可遵循的技术操作规程，符合先清洗后消毒的原则。②评估器械材质与所采用消毒方法的兼容性，正确使用消毒方法，避免器械的损坏。③消毒时间、温度或浓度等指标符合要求。④填写消毒记录表，复核消毒指标，确保消毒质量。

2.湿热(槽)消毒器操作

(1)操作前准备

1)人员准备：操作人员个人防护符合要求。

2)环境准备:消毒供应中心去污区应保证环境整洁,光线充足。

3)物品准备:操作台、转运车、器械清洗篮筐、清洗架等,煮沸消毒槽、标识等物品,记录表或电脑记录系统处于备用状态。

(2)操作步骤

1)操作前评估:评估器械已完成清洗过程,有可遵循的消毒技术操作规程,评估器械属于耐湿热材质,可采用湿热消毒方法。

2)消毒槽注水:使用软水或纯化水进行湿热消毒,加水量不应超过最高水位线。

3)配置润滑剂:按照产品说明书进行。

4)开启设备:按照操作规程启动设备。

5)腔镜器械消毒:消毒的器械须放在清洗篮筐内,再浸入热水中;橡胶类材质器械物品水沸后放入,以免长时间浸泡于热水中使橡胶变软;玻璃类物品应冷水时放入。消毒的器械应全部浸没在水中;每次所放入量不应超过消毒器容量的3/4。

6)将消毒后的器械放在清洁的台面上,及时传送到清洁区进行干燥处理。清洁处理台面指专用于清洗消毒后器械的车或操作台面。

(3)操作注意事项:①正确选择消毒方式。②记录消毒方式及参数。③消毒人员取出消毒器械时,建议使用防护手套,避免烫伤。

3.酸化水消毒操作

(1)操作前准备

1)人员准备:操作人员个人防护一定符合要求。

2)环境准备:消毒供应中心去污区环境整洁,光线充足。

3)物品准备:操作台、转运车,器械清洗篮筐、清洗架等,标识等物品,记录表或电脑记录系统处于备用状态。

(2)操作前评估:①评估准备消毒的器械已经过清洗处理。②评估器械可使用酸化水消毒,有可遵循的技术操作规程。③评估酸性氧化电位水有效指标合格(pH、含氯浓度)。

(3)操作步骤

1)酸化水准备:开启酸化水阀门,并将酸化水接入消毒容器,容器放在清洗池中。

2)器械消毒:待水液量完全浸没器械后,开始器械消毒计时,始终保持酸化水阀门开启,使新鲜的酸化水不断加入容器。消毒的器械须放在清洗篮筐内,再浸入酸化水液中浸泡或直接冲洗消毒器械,消毒时间2 min。

3)消毒结束,将消毒后的器械放在专用清洁处的台面上,即刻传送到清洁区进行干燥等处理。

4)酸化水用后处理:消毒结束后,关闭设备,倾倒容器内酸化水消毒液,用清水冲洗清洗水池,或打开酸化水碱性阀门,用碱性水冲洗。

(4)操作注意事项:①彻底清除器械、器具、物品上的有机物,再进行消毒处理。②酸性氧化电位水对光敏感,有效氯浓度随时间延长而下降,消毒液宜现制备现用。③对铜、铝等非不锈钢的金属器械和物品有一定的腐蚀作用,应慎用。④酸性氧化电位水日常监测要求参阅化学消毒监测及操作的相关内容。

4.化学消毒剂使用及操作

(1)操作前准备

1)人员准备:操作人员个人防护一定符合要求。

2)环境准备:消毒供应中心去污区环境整洁,光线充足。

3)物品准备:消毒剂,消毒剂配制使用容器、量杯;清洁擦布数块;操作台、转运车;器械清洗篮筐、标识等物品;记录表或电脑记录系统处于备用状态。

(2)操作步骤

1)操作前评估:评估器械已经过清洗过程。评估器械材质属于不耐湿热材质,符合消毒技术操作规程。确认消毒剂使用效期和配比浓度。含氯消毒剂对清洗后器械、物品消毒可采用500 mg/L 的消毒 10 min 以上;直接对污染物进行消毒处理,用含有效氯 2 000～5 000 mg/L 消毒 30 min 以上。

2)配制消毒剂:容器或水槽上标注加水线,提示加水量,按照规定的消毒剂浓度和添加量,使用量杯配制。配制后,使用化学测试卡进行浓度测试,测试合格后方可使用。消毒剂配制量(放入器械后的水位)以在容器的 3/4 位置为宜;放入的器械量不超过容器容积的 3/4。

3)器械消毒:浸泡消毒将器械放在清洗篮筐中,然后浸泡于消毒剂中,消毒剂应浸没全部需消毒的器械,盖上消毒容器的盖子。达到消毒时间后,取出篮筐,不应直接用手拿取器械,避免损伤皮肤。浸泡消毒的器械使用清水漂洗或再用软水漂洗,以彻底去除消毒剂的残留。

4)消毒结束,将清洗后的器械放置于专用清洁台面,如转运车或操作台。

(3)注意事项:①严格掌握化学消毒方法的适用范围。②准确配制消毒剂使用浓度和确定消毒时间。配制的含氯消毒剂应加盖保存,定时更换。③消毒后应彻底清洗,去除化学消毒剂残留。④记录消毒方式及参数。

三、干燥

干燥是指经过清洗、消毒的器械,进一步去除消毒后器械物品上残留水分的过程。

(一)干燥的原则

经过清洗消毒的器械表面仍有水。水是细菌滋生的基本条件,最易发生的是真菌的生长。器械上可能残留微生物或被环境中的微生物污染,在有水和适宜的室温条件下会使细菌繁殖,从而影响器械清洗消毒后的质量。器械关节或齿槽等缝隙部位,存有水分还可以引起器械锈蚀,增加清洗难度,影响使用功能,缩短器械的使用寿命,锈蚀也是器械损坏的主要原因。器械干燥处理的意义是能够防止细菌的污染,确保消毒后直接使用物品的质量;提高器械灭菌质量,如化学气体灭菌对干燥程度有较高的要求,器械表面过湿会降低消毒剂作用从而影响灭菌效果。

器械的干燥方法,首选干燥设备。无干燥设备的或不耐热器械、器具和物品可使用低纤维絮擦布进行手工干燥处理。器械干燥操作原则应包括以下方面。

(1)清洗消毒后的器械及时进行干燥处理。

(2)不应采用晾干的自然干燥方式,避免器械和物品重新滋生细菌或被环境污染。

(3)应根据器械的材质选择适宜的干燥温度,金属类干燥温度 70～90℃;塑胶类干燥温度65～75℃。

(4)穿刺针、手术吸引头等管腔类器械,可在干燥设备处理之后,再用压力气枪进行干燥处理,也可使用专用棉条进行干燥。

(5)应使用干燥设备对呼吸及麻醉管路进行干燥,保证消毒质量和使用安全。

(6)干燥设备应根据厂家说明进行维护和保养。应保持干燥柜或箱内的清洁,每天进行表面清洁擦拭;每个月检查过滤器和密封圈;每季度进行加热装置的检测。

(二)干燥方法

1.手工干燥

(1)适用范围及用具

1)适用范围:适用于无干燥设备及不耐热器械、器具和物品的干燥处理。

2)用具:①低纤维絮类擦布。②压力气枪。③95%乙醇。

(2)操作流程及注意事项

1)操作前准备。①人员准备:操作人员个人防护符合要求,洗手。②环境准备:消毒供应中心清洁区应保持环境整洁,光线充足。③物品准备:清洁低棉絮擦布、压力气枪、操作台、转运车、器械清洗篮筐、标识等物品。

2)操作步骤。①操作前评估:有可遵循制定的技术操作规程;评估干燥方法是否适宜器械材质;评估腔镜器械清洗质量合格。②操作台准备:擦布擦拭器械,台面应留有适当的擦拭操作的空间和摆放干燥器械的空间。③干燥擦拭:擦拭动作柔和,宜单件处理。容器类物品的擦拭宜先擦拭外面,然后擦拭内面。腔镜器械擦拭应首先擦拭器械表面的水迹,然后再擦拭关节、齿牙等局部的水迹。管腔器械可使用压力气枪清除腔内的水分,如穿刺针、妇科刮宫吸管、手术吸引管等的干燥。④干燥器械放置:将干燥后的器械分类、有序地摆放在台面上,避免再次接触水。⑤操作后处理:操作结束后,整理台面,物品归位。

3)操作注意事项:①保持擦布的清洁,擦布过湿影响干燥效果,应及时更换。②操作人员注意手卫生,在洗手或手消毒后进行腔镜器械的手工干燥操作。

2.机器干燥

(1)适用范围及用具

1)适用范围:干燥设备具有工作效率高的特点,是器械干燥的首选方法,适用于耐热材质器械的干燥。使用机器干燥可以避免擦布脱屑以及擦布和人为等因素可能造成的器械污染,保证器械消毒质量安全。

2)工作原理:医用干燥箱以电阻丝、电热管为发热源,靠风机或水循环热量,采用机械触点控温,温度可设定在40～90℃。具有自动控制温度和时间,数字显示并提示电压、超电流保护指示灯的功能。并配置器械标准的不锈钢网筛和管腔干燥架。

3)用具:干燥设备。

(2)操作流程及注意事项

1)操作前准备。①人员准备:操作人员个人防护符合要求。②环境准备:在消毒供应中心清洁区,保持环境整洁、光线充足。③物品准备:干燥柜、操作台、转运车,器械清洗篮筐、清洗架等,标识等物品。

2)操作步骤。①操作前评估:评估干燥方法是否适宜腔镜器械材质,有可遵循的技术操作规程;评估器械是否经过清洗;评估设备处于备用状态。②腔镜器械装载:使用篮筐装载器械。③程序选择:根据标准和材料的适宜性选择干燥温度、时间。④干燥结束:干燥后,卸载腔镜器械。

3)操作注意事项:①装载的器械不超出器械篮筐,以保证彻底干燥。②装载和卸载均要防止烫伤。

第三节　包装与灭菌

一、包装

包装技术包括装配、核对、包装、封包、注明标识等步骤。所有包装材料,无论是织物、无纺布或纸塑复合袋等,都应每次检查是否有缺损和异物。包装材料在使用前,应将其置于20～23℃,相对湿度为30%～60%的环境中,至少放置2 h,以达到温度和湿度平衡,在灭菌时才能有足够蒸汽渗透率并避免过热。有经验表明,如果包装材料及物品太干,会导致过热和生物监测阳性等问题出现。

(一)包装技术操作流程

1.装配

灭菌包内器械的组合应由使用部门决定,每套器械都应规范统一且均应建立器械配置单,每次器械组合时都应严格遵循器械单配置器械的种类、规格和数量,已拆卸的器械应按操作技术规程或图示进行组装,以确保其完整性。

2.摆放

(1)手术器械应放置在篮筐或有孔的托盘中进行配套包装,器械的摆放应平整有序,通常按照使用的先后顺序摆放,有助于使用人员操作。

(2)盘、盆、碗等器皿,宜单独包装,有盖的器皿应开盖,摞放器皿时小器皿摆放在大器皿里面。嵌套摞放的器皿尺寸应至少相差3 cm左右,同尺寸器皿重叠负压时会使两个平面吸附,影响蒸汽渗透。所有的器皿都应朝同一个方向,用吸水布或吸水纸隔开。

(3)同类的器械放在一起;剪刀和血管钳等轴节类器械不宜完全闭合,锁扣处应打开,使蒸汽可以穿透;可以使用“U”形器械整理架。

(4)多元件组合器械应进行组装,小零件应妥善保存以免丢失;带阀门的器械应将阀门打开;管腔类物品应盘绕放置,保持管腔通畅,有利于灭菌介质充分接触器械的所有表面包括管腔内面;较重器械应放置于篮筐底部或一端,以免损坏其他器械。摆放器械,符合先用后放的顺序,利于无菌操作。

(5)器械的尖锐点比较脆弱,应使用保护套,防止搬动过程中损伤器械的锐尖或锐利处损坏包装屏障。器械保护套应能够使器械充分接触灭菌介质,利于灭菌。专用纸夹、套管、泡沫、器械袋等都可以使用,根据器械的尺寸进行选择。

(6)精细器械应使用有固定架的特殊托盘，在灭菌和搬运过程中不致损坏。

(7)放置包内化学指示卡。

3.重量与体积

灭菌包重量要求：器械包重量不宜超过 7 kg，敷料包重量不宜超过 5 kg。灭菌包体积要求：下排气压力蒸汽灭菌器不宜超过 30 cm×30 cm×25 cm；脉动预真空压力蒸汽灭菌器不宜超过 30 cm×30 cm×50 cm。

灭菌包体积过大会影响蒸汽的穿透和包内冷空气的排出，器械摆放较密集则需要更长的灭菌周期和干燥时间。器械间应留有空隙，防止器械间碰撞损坏，延长灭菌时间将会缩短器械的使用寿命。因此，规范灭菌包装的体积和重量非常重要。如果灭菌包过大、过重，如骨科外来器械超重，灭菌包须拆分，同时厂家必须提供灭菌参数，消毒供应中心对外来器械的灭菌参数进行检验，以确保灭菌质量的安全和有效。

4.核对

器械配置的正确性与完整性直接影响临床和手术的顺利进行，因此器械配置准备者应在器械清单上签名，然后再由另一人核对器械的种类、规格和数量，再次确认化学指示卡，签全名。

5.包装

包装操作前应检查包装材料的完好性以及包装材料的尺寸与被包装物的匹配度。灭菌物品包装分为闭合式包装和密封式包装。手术器械通常采用闭合式包装方法；密闭式包装如使用纸袋、纸塑袋等材料，可使用一层，适用于单独包装重量较轻的器械。

(二)包装方法及要求

1.包装分类

灭菌物品包装方式分为闭合式包装和密封式包装。使用棉布、无纺布、皱纹纸包装材料时采用闭合式包装，使用预成型的纸袋、纸塑复合袋包装材料时采用密封式包装。

(1)闭合式包装：闭合式包装方法通常是将器械物品包好之后，将开口反复折叠以形成一弯曲路径，并采用专用配件封闭。封闭包装的配件推荐使用灭菌指示带，不但可以安全地使包装闭合，而且可通过颜色变化提供可见的外部灭菌指示。封包胶带的长度应与灭菌包体积、重量比例合适。胶带封包应松紧适度，封包应严密，保持闭合完好性，可采用两条平行、“井”字形或“十”字形封包方式。

(2)密封式包装：密封封包法通常采用热封的方法。应使用医用封口机，使用前应检查温度是否适当(温度设置参照厂商的建议)，密封后应检查封口处，确认密封是均匀完整(无皱折)且紧闭，以确保完全密封。封口处的密封宽度≥6 mm；封口处与袋子的边缘应≥2 cm，方便使用者撕开包装。应选择合适的包装材料尺寸，使包内器械距包装袋封口处≥2.5 cm。若物品离封口太近，袋子或封口在灭菌过程中可能会破裂。袋子太大可能会使其中的物品移动而造成包装破裂。袋子常被用来包装重量轻的单个物品，袋子不得用于重型或大件物品，可能会产生湿包或破损。物品放入袋内，使器械的指环一端朝包装开启方向，在打开使用时，使其可抓握住的一端(如器械的指环)首先露出来。

使用硬质灭菌容器包装时，将准备好的放在网篮中的成套器械放入容器底部，盖上盖子，检查盖子与底是否吻合紧密。依据硬质容器的装载量标准装载物品。每一种硬质容器都应有安全锁闭装置。硬质容器具体使用与操作,应遵循生产厂家的使用说明或指导手册。开放式的储槽不属于硬质容器,不能作为灭菌物品的包装。

通常情况下密闭包装方法的闭合完好性优于闭合包装方式,具有更好的无菌屏障作用。

2.常用包装方法

棉布、无纺布、皱纹纸作为包装材料通常使用闭合式包装,用于配套器械与敷料的包装,方法有两种:信封折叠与方形折叠。手术器械通常采用闭合式包装方法,应由两层包装材料分两次连续包装,包装时两次包装可使用相同的包装方法,也可以将两种包装方法混合使用,如第一层采用方形折叠法,第二层采用信封折叠法包装。若使用两层无纺布边缘黏合在一起的方法包装时,也可采用两层同时包装法,这种方法常用于常规诊疗包的包装,如静脉切开穿刺包等。

纸袋、纸塑袋包装材料主要用于重量较轻的单件器械包装。包装操作前应检查包装材料的完好性以及包装材料的尺寸与被包装物的匹配性。手术器械物品包装需要创造一个无菌区(用于放置手术器械的铺台)时,包装材料尺寸至少要超过操作台边缘 30 cm。

(1)信封折叠包装法:将方形包装材料按对角线放在操作台上,使其一角指向操作台前方。将被包装的物品放在包装材料的中央,将底角顺时针向前折盖住物品,然后折回形成一个折翼;将包装的左角向右折盖住物品,然后折回形成一个折翼;再将包装的右角向左折盖住物品,与先前的折叠交错,然后折回形成一个折翼。将包装的顶角逆时针向后折盖住物品,将折翼卷进先前的左右折缝里,留下一个可见的小折翼,以便在无菌环境中打开使用。以同样的方式包装第二层,用两条灭菌指示带封住包裹。

(2)方形折叠包装法:将包装材料按长方形放于操作台上。将要包装的物品正放于包装材料的中心,将底部的包装边折上,盖住物品后折回形成折翼;将顶部的包装材料边折下,盖住物品后折回形成一个折翼,与先前的折翼重叠。将左边包装平整地折盖过包裹,然后折回形成折翼;再将右边包装折盖住包裹,与先前的折叠重合,形成一个平整的包裹。以同样的方式包装第二层,用灭菌指示带封住包裹。

包外应设有灭菌化学指示物,高度危险性物品灭菌包内还应放置包内化学指示物;如果透过包装可直接观察包内灭菌化学指示物的颜色变化,则不放置包外灭菌化学指示物。

(3)密封式包装

1)脉冲型封口机的密封法:①将纸塑包装袋开口端放在密封机封口处。②当密封口热了就压下去。③然后放开,等封口冷却,使塑料粘在纸上。

2)连续型封口机的密封法:①将纸塑包装袋开口端放入封口处,打印面朝下。②当纸塑包装袋放入之后,开启封口机设备,进入自动模式。③位于顶部和底部的加热装置将封口接缝处的温度加热到预先设定的封口温度,进行密封过程封口温度是可监控的。④封口接缝处被加热后,通过封口滚轮压合两层密封材料。⑤若有打印功能的将数据打印在密封包装袋上。⑤完成封口的纸塑包装袋将从另一端取出。

密封完成之后,应进行检查,确保其完整(无皱折)且紧闭。整个密封条宽度范围内都没有受损,没有通道或者开口,没有刺破或者裂开,没有分层或材料分离。

(4)纸塑自封袋:因其在封口处自带粘胶条,密封时只需折叠袋子末端,将粘胶条盖住开口进行密封即可。封口时必须小心折叠粘贴,以免出现间隙或皱褶,避免微生物从间隙或皱褶处进入并污染其中物品。

(5)硬质容器:通常应用于成套手术器械的包装,硬质容器应根据生产厂家的操作说明,只能用于预真空蒸汽灭菌器。①硬质容器必须一用一洗,清洗方式与器械清洗相同。②应检查盒盖、底座的边缘有无变形,闭锁装置等是否完好。③检查垫圈平整、无脱落,若有破裂或不再柔软的话,应进行更换。④若通气系统使用滤纸和固定架,应检查固定架的稳定性,以防止使用过程中滤纸发生移动而影响灭菌效果,一次性滤纸应每次更换。⑤若通气系统使用的是阀门,应检查阀门的开合功能。⑥将准备好的器械放入与容器相匹配的网篮中。⑦将网篮放在容器底部。⑧盖上盒盖,并确保盒盖与底座没有错位,对合紧密妥帖。⑨贴上灭菌标识和灭菌指示带。⑩若硬质容器没有自带的热敏锁则需扣上外置一次性锁扣。

(三)操作技能

1.诊疗器械包装

(1)操作准备

1)人员准备:着清洁区工作服,戴圆帽(须遮盖全部头发),清洁双手。

2)环境准备:放置环境清洁、无尘、光线明亮。

3)用物准备:包装材料、封包胶带、包内化学指示卡、包装标识、诊疗器械、器械网篮、灭菌篮筐等。

(2)操作步骤

1)评估方法及要求:器械经过清洗、消毒和检查保养处理,有可遵循的操作规程。

2)按照器械配置单或卡片摆放器械,符合先用后放的顺序,利于无菌操作。

3)核对器械的名称、规格、数量等,放置包内化学指示卡。

4)器械放置在包装材料的中心位置;两层包装材料;选择采用信封折叠法或方形折叠法。

5)使用专用胶带封包。

6)在器械包醒目部位贴上包装标识,包括名称、包装者、灭菌日期、失效日期、灭菌器编号、灭菌批次等。

(3)操作注意事项:①应根据手术器械的数量与重量选择合适的包装材料。②成套器械应选择棉布、无纺布、皱纹纸或硬质容器,单件器械可选择纸塑袋或纸袋。③包装松紧适当,大小规格及重量不应超过标准要求。④不能使用别针、绳子封包。⑤密封包装时应使用医用封口机。

(4)记录:可使用器械配置单进行核对并签名。

2.手术器械

(1)操作准备

1)人员准备:着清洁区工作服,戴圆帽(须遮盖全部头发),清洁双手。

2)环境准备:环境清洁、无尘、光线明亮。

3)用物准备:包装材料、封包胶带、包内化学指示卡、无菌标识、手术器械、器械网篮、灭菌篮筐等。

(2)操作步骤

1)评估方法及要求:器械经过清洗、消毒和检查保养处理,并遵循操作规程。

2)按照器械配置单或卡片摆放器械,符合先用后放的顺序,利于无菌操作;器械摆放整齐,可使用“U”形器械整理架固定器械，减少器械摩擦碰撞受损；应使用器械网篮放置器械，并在底部铺垫吸湿的布巾，利于器械灭菌后的干燥；器械装放量不应超过网篮的高度，防止积压造成的器械损坏；放置包内化学指示卡，操作符合相关规定。

3)核对器械的名称、规格、数量等，放置包内化学指示卡。

4)器械放置在包装材料的中心位置；使用两层包装材料；选择采用信封折叠法或方形折叠法。

5)使用专用胶带封包，符合相关规定。

6)在器械包醒目部位贴上包装标识，内容包括：器械包名称、包装者、灭菌日期、失效日期、灭菌器编号、灭菌批次等。

(3)操作注意事项：①应根据手术器械的数量与重量选择合适的包装材料。②成套器械应选择棉布、无纺布、皱纹纸或硬质容器；单件器械可选择纸塑袋或纸袋。③包装松紧适当，大小规格及重量不宜超过标准要求。④不能使用别针、绳子封包。⑤封包方式可采用两条平行、“井”字形或“十”字形等。⑥密封包装时应使用医用封口机。

(4)记录：使用器械配置单并签名。

3.容器

敷料罐、盆等。

(1)操作准备

1)人员准备：着清洁区工作服，戴圆帽(须遮盖全部头发)，清洁双手。

2)环境准备：环境清洁、无尘、光线明亮。

3)用物准备：包装材料、封包胶带、包内化学指示卡、包装标识、器械、器械网篮、灭菌篮筐等。

(2)操作步骤

1)评估方法及要求：器械经过清洗、消毒和检查保养处理，有可遵循的操作规程。

2)器械包装：器械放置在包装的中心位置；可使用两层包装材料。选择采用信封折叠法或方形折叠法。包装时应打开容器盖子。盆包装时，盆与盆之间应垫布巾，避免产生湿包，包内放化学指示卡。

3)使用专用胶带封包，封包方法同诊疗器械包装。

4)在器械包醒目部位贴上包装标识，内容包括名称、包装者、灭菌日期、失效日期、灭菌器编号、灭菌批次。

(3)操作注意事项：①容器宜单个包装。②根据被包装容器的大小选择包装材料的尺寸。③封包应选择专用胶带，不能使用别针、绳子封包。

(4)记录包装物品名称、数量。

4.精密器械

如心脏手术器械等。

(1)操作准备

1)人员准备：着清洁区工作服，戴圆帽(须遮盖全部头发)，清洁双手。

2)环境准备：环境清洁、无尘、光线明亮。

3)用物准备:包装材料、封包胶带、包内化学指示卡、无菌标识、手术器械、器械网篮、灭菌篮筐等。

(2)操作步骤

1)评估方法及要求:器械经过清洗、消毒和检查保养处理。有可遵循的操作规程。

2)按照器械配置单或卡片,摆放器械,符合先用后放的顺序,利于无菌操作。精密器械应放置在设有固定保护装置的专用托盘或容器内,摆放整齐,器械间应留有空隙,装放量不应超过容器的高度,以防器械间碰撞损坏,放置包内化学指示卡,操作符合相关规定。

3)器械核对。核对器械的名称、规格、数量等。

4)器械包装。器械放置在包装的中心位置;使用两层包装材料;选择采用信封折叠法或方形折叠法。

5)使用专用胶带封包,符合相关规定。用常用封包方法封包。

6)在器械包醒目部位贴上包装标识,内容包括器械包名称、包装者、灭菌日期、失效日期、灭菌器编号、灭菌批次,符合相关规定。

(3)操作注意事项:①应根据手术器械的数量与重量选择合适的包装材料。②不能使用别针、绳子封包。③封包方式可采用两条平行、"井"字形或"十"字形。

(4)记录:使用器械配置单,进行手术器械交接、清点、核查。

二、灭菌

灭菌是指杀灭或清除传播媒介上的所有微生物(包括芽孢),使之达到无菌程度。经过灭菌的物品称"无菌物品"。需进入人体内部,包括进入血液、组织、体腔的医用器材,如手术器械、注射用具、一切置入体腔的引流管等,要求绝对无菌。灭菌的方法包括物理灭菌和化学灭菌两类。消毒供应中心使用的灭菌设备主要为压力蒸汽灭菌器、环氧乙烷灭菌器、过氧化氢低温等离子灭菌器等。

(一)高温高压蒸汽灭菌

湿热灭菌法是指用饱和蒸汽、过热水或流通蒸汽进行灭菌的方法。由于蒸汽潜热大,穿透力强,容易使蛋白质变性或凝固,所以该法的灭菌效率比干热灭菌法高,是药物制剂生产过程中最常用的灭菌方法。湿热灭菌法可分为:煮沸灭菌法、巴氏消毒法、高压蒸汽灭菌法、流通蒸汽灭菌法、间歇蒸汽灭菌法等。

湿热灭菌法比干热灭菌法优越得多,因而使用更为广泛,效果更为可靠。湿热杀菌作用强,主要是因为水分有利于蛋白质凝固,水分越多,凝固蛋白质所需温度越低。蛋白质含水率在25%时,凝固蛋白质所需温度仅为80℃,而不含水的蛋白质需在170℃才能凝固。另外,湿热的穿透性比干热强,因为水或蒸汽传导热能的效率比空气高;蒸汽中含有大量潜伏热,冷凝时即可将其放出使物体迅速加热。所以,用湿热灭菌不仅能缩短时间,而且降低了温度。随着压力蒸汽灭菌的发展,目前最普及、最有效的压力蒸汽灭菌为脉动预真空饱和蒸汽灭菌。

压力蒸汽灭菌法的应用已有100多年历史,因其是将蒸汽输入专用灭菌器内并处于很高的压力之下,所以可使蒸汽穿透力增强、温度提高,极大地提高了杀菌效果。到目前为止,尚无任何一种灭菌方法能完全代替压力蒸汽灭菌方法。

压力蒸汽杀菌的基本要素是作用时间、作用温度及蒸汽质量等。饱和蒸汽必须满足干燥(含湿气<10%)和纯净(含不可冷凝气体<3.5%)、不可过热。压力蒸汽之所以有强大的杀菌作用,主要是蒸汽处于一定压力之下和冷凝成水时体积缩小至原体积的 1/1 673,使其能迅速穿透到物品内部;另外,蒸汽冷凝成水时能释放潜伏热。常压下把 1 g 水从 0℃加热到 100℃需消耗 418.68 J 热能,而再把 1 g 的 100℃水继续加热成蒸汽则需要消耗 2 250 J 热能,这种用温度计测不出的热能称作潜伏热。这种潜伏热在蒸汽接触冷的物体时冷凝成水时就释放热量传递给物体,使物体温度迅速升高。其主要优点是无毒、无害、无污染,投资少,效果可靠;缺点是不适合不耐高温物品的灭菌。

1.压力灭菌器灭菌适用对象

从广义上讲,压力蒸汽灭菌器中处理物品必须在灭菌后不会改变其化学和物理特性,同时不影响其安全性和功能性。

压力蒸汽灭菌器广泛适用于医疗卫生、科研、食品等单位,对医疗器械、敷料、玻璃器皿、溶液培养基等进行灭菌。

对于医疗领域,压力蒸汽灭菌器可以处理固体的、复用的耐热器材,如不锈钢手术器械、其他适合的医疗器械、耐热塑料制品、棉布敷料等;水基液体,如开口的、闭口的液体药品或者培养基。

处理固定和液体物品时,注意选择合适的灭菌温度和对应的灭菌程序。

2.压力蒸汽灭菌器的种类

(1)按照排除空气的方式区分:根据冷空气排放方式的不同,压力蒸汽灭菌器分为下排气式压力蒸汽灭菌器和预真空压力蒸汽灭菌器两大类。

1)下排气式压力蒸汽灭菌器:也称为重力置换式压力蒸汽灭菌器,其灭菌是利用重力置换的原理,使热蒸汽在灭菌器中从上而下,将冷空气由下排气孔排出,排出的冷空气由饱和蒸汽取代,利用蒸汽释放的潜热使物品达到灭菌。

2)预真空压力蒸汽灭菌器:其灭菌原理是利用机械抽真空的方法,使灭菌柜室内形成负压,蒸汽得以迅速穿透到物品内部进行灭菌。抽真空方式最早为射流阀,后由于耗水量大、效率低,逐渐被水环式机械真空泵替代。

(2)按照腔体体积区分:1 个灭菌单元为 300 mm×300 mm×600 mm,容积为 60 L。①小型灭菌器:是指灭菌器腔体容积<60 L,装载量不大于 1 个灭菌单元。②大型灭菌器:是指灭菌器腔体容积≥60 L,能装载 1 个或者多个灭菌单元。

(3)按照控制方式区分:采用手动方式设定与调节灭菌参数变量以及进行灭菌周期的运行,以实现灭菌的灭菌器,为手动控制型灭菌器,包括纯手动控制型、半自动控制型。带有自动控制器,根据预设定的参数,按照程序自动运行的灭菌器,为自动控制型灭菌器。

(4)按照外形区分:分为台式、立式和卧式。

(5)按照门的特点区分:①根据门的数量,分为单门式、双门式。传统的压力蒸汽灭菌器为单门。随着对无菌操作的要求越来越严,双侧开门的压力蒸汽灭菌器越来越多。医院、药厂的一些灭菌物品在生产过程中也常使用双门压力蒸汽灭菌器。②根据门的开门方向,分为上开门、侧开门、垂直升降门、侧移门。考虑到安全因素,为避免烫伤工作人员,欧洲普遍采用的原则是：1 m^3以下灭菌器采用垂直升降门，再大型的灭菌器采用侧移门。③根据门的固定方式，分为合页式和榫头式。④根据门的开启方式，分为手轮式和自动式。

(6)按照移动性区分：分为手提式、固定式。

(7)按照灭菌物品区分：分为固体灭菌、液体灭菌。①固体灭菌：根据物品的气动流程速度限制，控制空气排除、蒸汽注入的速率。如用纸塑袋包装灭菌，如果空气排除速度太快，会造成纸塑袋的封口处破裂；如用过滤器灭菌，如果空气排除、蒸汽注入时不考虑过滤器的特点，会造成过滤器被击穿。②液体灭菌：有专门的程序和硬件支持，同时还分为开口容器液体灭菌和闭口容器液体灭菌，即使用不同的灭菌程序。液体容器需要耐温和耐压。液体灭菌时，必须将专门的负载温度传感器放置在液体内，而且应该放在最大的容器内。温度传感器温感部分应该摆放在液体的冷点，即近底部或者中心，不能触碰到容器壁。

(8)按照蒸汽供应方式区分：分为外供蒸汽型、自带电加热蒸汽发生器型、自带工业蒸汽换清洁蒸汽发生器型。外供蒸汽型，即由外部提供蒸汽。按照最新国家标准，医院内、实验室内灭菌器需要提供清洁蒸汽。药厂内，部分特定要求时，需要供应纯蒸汽。

(9)按照夹套特点区分：分为无夹套型、内胆式夹套型、腰带式夹套型。

(10)按照腔体形状区分：分为圆形腔体、椭圆形腔体、方形腔体。方形腔体由于装载时利用率高，故为主流产品。

(11)按照物品的用途区别：分为无菌物品生产用、垃圾物品用。①无菌物品生产灭菌，是指灭菌完的物品需要再次使用。②垃圾物品灭菌，是指保护环境的需要，一些特殊医疗垃圾，在抛弃前，需要做灭菌的无害化处理。

(12)按照装载式腔体的高低区分：部分腔体大于 1 m^3的灭菌器，由于腔体太大，如果地面有条件做下沉处理，考虑到装载的便捷性，会有地坑安装式，即灭菌器腔体跟装载区和卸载区的水平一致，这样操作人员可以将装载车直接推进腔体，避免二次搬运。直接安装在地面上，腔体最低端比装载区高的，为地面安装式。

3.压力蒸汽灭菌器操作方法

(1)检查冷水阀(软化水)，确保打开，正常压力在 300 kPa 以上，水温尽量低。如果自带蒸汽发生器，应检查纯水阀门，确保打开，正常压力在 300 kPa 以上。

(2)检查压缩空气压力，正常压力范围为 600～800 kPa。

(3)打开电源箱上开关，并且把灭菌器的电源开关由“0”旋至“1”的位置。将待灭菌的物品装进灭菌器腔内，关上前门。等关门指示灯亮后，按“开始”键，即自动运行。

(4)前处理：含有多次预真空和多次正脉冲，反复排出空气(包括腔体、包裹间隙、器械腔孔)，多次注入蒸汽，保证空气排除充分，同时充分加热、加湿物品。加热阶段，蒸汽持续缓慢进入，蒸汽冷凝成水，释放热量，温度上升到灭菌温度。要保证腔体内蒸汽冷凝水排出通畅。

(5)灭菌：注意观察压力、温度，需要同时维持在合理范围内。对于 134℃，灭菌时间保持 4 min 以上；对于 121℃，灭菌时间保持 16 min 以上。具体灭菌器温度和时间取决于物品的产品说明书。

(6)选择程序时，一定要跟物品对应，既要保证灭菌效果，又要防止温度太高，损坏物品。

(7)干燥处理：缓慢抽真空，排空蒸汽，腔体内水挥发成蒸汽排出，使物品干燥。对于不同物品，为了保证良好的干燥效果，可以选择延长干燥时间、增加特定的蒸汽干燥脉冲或者特定的空气干燥脉冲。

(8)程序完成后，后门会自动打开，应立即卸载无菌物品，并关上后门(无菌区)。由于灭菌器夹套持续高温，所以应避免无菌物品长时间摆放在灭菌器腔体内，以防止无菌物品的高温氧化和物品温度升高后的二次吸湿。

(二)环氧乙烷灭菌

医疗机构中最常用的环氧乙烷(ethylene oxide，EO)灭菌器通常是100％环氧乙烷“单次剂量”药筒的灭菌器和混合环氧乙烷罐或缸的灭菌器。环氧乙烷灭菌器最好安装在单独房间。隔离灭菌器的目的是尽量减少人员暴露的风险。

1.环氧乙烷灭菌适用范围

环氧乙烷灭菌适用于不耐热、不耐湿的诊疗器械、器具和物品的灭菌，环氧乙烷不损害灭菌的物品且穿透力很强，故多数不宜用一般方法灭菌的物品均可使用环氧乙烷消毒和灭菌，如电子仪器、光学仪器、医疗器械、书籍、文件、皮毛、棉、化纤、塑料制品、木制品、陶瓷及金属制品；不适用于食品、液体、油脂类、滑石粉等的灭菌。环氧乙烷灭菌是目前主要的低温灭菌方法之一。

2.环氧乙烷灭菌器的主要结构

环氧乙烷灭菌器主要分为A类和B类两种类型，A类用于医疗器械生产灭菌，B类用于临床器械灭菌。灭菌器内腔尺寸有一定限度，通常灭菌室容积≤1 m^3。

(1)灭菌室：灭菌室的最高工作压力小于0.1 MPa。

(2)门控制系统：①门锁可根据灭菌器的工作状态锁紧、锁松。环氧乙烷气体释放后，门锁紧，无法打开。如需强行中止循环，必须等环氧乙烷气体排出后，灭菌室门方可打开。②门密封良好，能保证正压灭菌时，环氧乙烷气体不易外泄。③凹槽垫圈物，既保证门开启或关闭时不易受损，其特殊的封闭性能又能保证密封完整。

(3)真空泵：从灭菌周期开始到结束为止，真空泵一直持续工作，最后低于大气压下的空气洗涤及通气，保证安全条件下有效去除环氧乙烷残留。

(4)安全阀：当灭菌器内工作压力超过最高工作压力、断电或出现其他故障时，安全阀自动打开，将环氧乙烷气体安全排放。

(5)报警装置：机器一旦出现故障，包括环氧乙烷气体的泄漏，机器能及时响亮地报警。如温度、压力超高温、高压时，环氧乙烷气体温度超低时，气化装置温度超高温时，均报警。

(6)面板：面板上有操作键和显示屏，操作键有温度选择键、增加/减少通气键、开始键和停止键，显示屏可以显示门锁状态、温度、湿度、压力、时间等。

3.环氧乙烷灭菌操作方法

环氧乙烷灭菌操作包括灭菌前检查、灭菌物品装载检查、灭菌器运行程序、灭菌物品卸载。

(1)灭菌前检查：①检查灭菌设备是否处于通电状态，水、电等参数符合设备要求。②每日清洁灭菌室内腔，用清水擦拭内腔壁，注意检查气瓶安装槽、出气孔、炉门、密封圈等的清洁度。气瓶安装槽的局部易出现油性污物和色泽沉着，应及时擦拭，必要时使用金属清洁剂。检查纯水缩水器的水量是否在水位线上。③打开压缩空气机观察压缩机空气压力表，压力范围为600～800 kPa。④打开压缩空气阀门，接通压缩空气，观察压力表的压力(350～1 000 kPa)，开启组合式空气过滤器下部的排放阀，排净压缩空气管道内的积水，关闭排放阀。⑤打开环氧乙烷灭菌器的电源，电脑显示屏亮，并出现灭菌周期设置功能画面。⑥打开打印机，将打印机开关置于“开启”挡位。

(2)灭菌物品装载：①灭菌物品需彻底清洗和漂洗，清除黏膜、血渍和其他有机物，去除水滴并烘干。选择合适的包装材料对灭菌物品进行打包。②灭菌物品的装载必须利于环氧乙烷气体的穿透和排出，确保灭菌效果。对聚氯乙烯(polyvinyl chloride，PVC)等塑料类、橡胶类物品灭菌时，其数量不能超过灭菌器装载量的50%，以免吸附环氧乙烷过多，导致灭菌失败。③灭菌物品应合理放置，不可太多。装载量越大，环氧乙烷气体越难排出，可能造成环氧乙烷残留。④物品装放不能贴靠门和内壁，防止吸入冷凝水。⑤纸塑包装器械可用支架分隔放置，如果没有分隔，可用纸塑面材料相隔，以免影响环氧乙烷气体的穿透。⑥灭菌物品应放于专用灭菌筐内，如果使用两层灭菌筐，之间应有间隔；物品间放置要有间隙，不能高出灭菌筐；物品不能堆积，避免影响环氧乙烷气体的穿透及释放。⑦每批次灭菌物品应装载生物测试包，并放置于灭菌器最难灭菌的部位，一般在整个装载的中心部位；两层灭菌筐时应放在上层，监测灭菌效果。⑧装入气罐，逆时针旋转舱门手柄，打开灭菌器门，将环氧乙烷灭菌器配套的气罐插入气罐槽的挡圈内，往下压入，同时向里轻推，使气罐被搭扣扣住。放置环氧乙烷气罐后观察屏幕气瓶放置代码的消失。⑨将已装入物品的篮筐放入舱内，关上门，顺时针旋转手柄至手柄垂直。

(3)选择灭菌参数：①设置灭菌温度。按温度选择键，依据待灭菌物品生产厂家推荐的灭菌温度选择所需的灭菌温度。目前医院常用的有37℃和55℃，建议常规首选55℃。②设置通气时间。按照待灭菌物品生产厂家推荐的通气时间，设定环氧乙烷灭菌器的通气时间参数。一般情况下，温度37℃灭菌循环需要通气12 h以上，温度55℃灭菌循环需要通气10 h。③参数确认后，按下“开始”键，显示“START”，灭菌/通气循环开始，整个过程自动运行直至结束。

(4)灭菌过程观察：环氧乙烷灭菌过程关键参数的控制是达到灭菌质量的保证。气体浓度、相对湿度、灭菌温度与时间等这些关键因素直接影响灭菌的效果。环氧乙烷灭菌器的灭菌周期由以下阶段组成：准备阶段(预热、预真空、预湿)、灭菌阶段(刺破气罐、灭菌、排气)、通气阶段、灭菌过程完成。

1)准备阶段：①真空。在短时间内抽部分真空，从腔内和装填物品包装内去除大部分残留空气；达到真空时，将水蒸气注入腔内，扩散到整个装填物中。开始一段时间为调节期，此期间装填物达到相对湿度和预设温度。②充气。环氧乙烷气体或气体混合物作为灭菌剂进入腔内，并达到灭菌浓度等条件。

2)灭菌阶段：灭菌器维持预定时间的暴露期。在此期间，腔内装填物保持灭菌浓度、相对湿度、温度及适当压力。暴露期结束后，进行最终的抽真空，从腔内去除气体或气体混合物，并将其排到外部大气中，或排到设备中将环氧乙烷转化为无毒性化学品。

3)通气阶段：环氧乙烷排空后，灭菌器将新鲜空气经可滤除细菌的空气滤器抽入灭菌室内，置换环氧乙烷的残留气体并重复进行，空气置换持续至少10 min。这时一些机器开始腔内通风换气阶段，不用移动灭菌包到单独的通风腔就可完成通风。

4)运行结束：在空气清洗或腔内通风期结束时，机器内压回到大气压，可听见或可看见指示物发出周期结束的信号。有些灭菌器会在门打开之前一直继续过滤空气清除的过程。

(5)卸载：①灭菌循环过程结束后，必须检查灭菌运行打印记录中的温度、湿度、通风时间、压力等参数，确认正常后即可卸载。②环氧乙烷灭菌的物品都必须经通风解析后使用。通风时间为 50℃时 12 h、55℃时 10 h、60℃时 8 h。大部分环氧乙烷灭菌的物品都会不同程度地吸收环氧乙烷气体，有些物品会比其他物品吸收和残留更多的环氧乙烷。通风时间是根据最难通风的物品及包装材料来设定的。即使金属和玻璃材质的器械本身不吸收环氧乙烷，但其包装会有残留的环氧乙烷，所以也需要通风一定时间。在紧急状态下，金属和玻璃材质的器械可采用设备厂商推荐的最短通风时间和程序，经通风排残后即可使用。若灭菌失败时必须对器械重新灭菌，要等通风后重新包装再灭菌。③对于使用 100%环氧乙烷气筒的灭菌器，每周期用过的空气筒都必须从灭菌器中取出并在处理前通风。若灭菌物品是在灭菌器室内通风的，可将其留在腔中。灭菌结束后取下气罐，按医疗废物处理。④取出灭菌物品后，可以结束此次灭菌循环过程。在舱门处开启状态，按下“停止”键，灭菌器即处于待机状态，等待下次灭菌。⑤使用通风设备不要超载，物品和物品之间、物品与内壁之间都要留出 2.5 cm 的空间，利于空气自由循环。⑥全部卸载工作完成后，操作人员应洗手去除可能残留的环氧乙烷。

(6)表格设计与记录：环氧乙烷灭菌监测记录主要包括灭菌器设定温度和灭菌时间，生物监测(标准测试包)包内卡监测结果，灭菌结束后记录仪打印结果中复合灭菌开始时间和灭菌结束时间。

(三)过氧化氢低温等离子灭菌

1.灭菌原理

过氧化氢低温等离子灭菌器使用的是 55%～60%的高浓度过氧化氢，后者是一种强氧化剂。过氧化氢气体在特定的条件下发生电离反应，构成了过氧化氢等离子。过氧化氢低温等离子灭菌器在一定温度、真空条件下在灭菌舱内气化、穿透、扩散到整个灭菌舱体和灭菌物品的内外表面，并在过氧化氢等离子体协同下实现对舱内物品的灭菌和残留过氧化氢的解离。

过氧化氢浓度的高低决定杀菌能力。注入过氧化氢的浓度和剂量未达到要求，装载超负荷、包装材料不正确等，都能影响过氧化氢的浓度。低浓度的过氧化氢注入后会造成过多水分进入灭菌舱，并降低灭菌舱温度，影响灭菌效果。过氧化氢注入量过多可能造成不能完全气化，影响过氧化氢的充分扩散和穿透，未气化的过氧化氢容易在灭菌物品表面和包装材料上残留，可致后期使用时发生职业伤害。

2.适用范围

遵循过氧化氢低温等离子灭菌器生产厂家的使用说明书进行操作。过氧化氢低温等离子灭菌器可用于金属和非金属器械的灭菌处理，包括内镜、某些陶瓷和玻璃制品及其他不耐热、不耐湿的手术器械，如腔镜手术器械、电子仪器、光学仪器、精密显微手术器械等。

过氧化氢低温等离子灭菌器灭菌管腔器械时，要求：单通道不锈钢管腔，内径≥0.7 mm 和长度≤500 mm；管腔器械(不包括软式内镜)，内径≥1 mm 和长度≤1 000 mm。

过氧化氢低温等离子灭菌器不能用于处理植物纤维类制品，如棉布、亚麻布、纸张等；不能处理粉类(如滑石粉)和液体类(如水、液状石蜡等)；不能用于一端闭塞的管腔类器械、不能耐受真空的器械和过于细长的管腔。

不同生产厂家、不同型号的灭菌器对不同材质的管腔灭菌适用范围亦不相同，应遵照生产厂家说明书执行。

过氧化氢低温等离子灭菌器不能灭菌布类、纸类的物品，所以在包装待过氧化氢低温等离子灭菌的物品时，不能选择棉布、皱纹纸、纸塑袋作为包装材料，应选择兼容的灭菌包装袋、无纺布进行器械及物品的包装。

3.灭菌操作

(1)灭菌前准备：供电，保持 220 V 或 380 V 电压；辅助设施(水、气)无特别要求。

(2)灭菌器运行前检查：①电气检查。灭菌器处于通电状态，切勿使过氧化氢低温等离子灭菌器装置拔下插头或关闭的时间超过 24 h，或按照厂商要求执行。如果关闭消毒灭菌装置长达 24 h 以上，应致电厂家获取指导。②过氧化氢卡匣或罐装液体检查。在启动循环前应按照消毒灭菌装置显示器上的信息更换空的或过期的卡匣。如果过氧化氢外包装上的化学监测指示条为红色，切勿拆除卡匣包装的塑料外壳包装。红色表示卡匣可能已损坏，为了确认卡匣的质量应致电厂家。切勿从卡匣收集箱上取出用过的卡匣，须根据当地废物处理法规弃置密封的卡匣收集箱。未使用过的过氧化氢卡匣也是危险物，应依法规弃置。如果需要操作使用过的卡匣，应戴乳胶手套、乙烯基或腈纶手套。切勿使手套接触脸或眼睛。罐装的过氧化氢液体，要保证过氧化氢储存在合适的环境条件下(有些需冷藏保存)，并有足够的过氧化氢量来保证灭菌成功。③灭菌舱检查。切勿用磨料擦拭灭菌舱门。灭菌柜密封圈是保持灭菌舱处于真空状态的关键部件，切勿在门座或灭菌舱组件上使用粗糙的清洁工具，如线刷或钢制毛刷等，否则会损坏密封圈。

(3)灭菌物品的装载：①装载前检查。检查物品是否可通过过氧化氢低温等离子灭菌装置进行灭菌。因不同厂家、不同型号的灭菌器对管腔器械的要求有所差异，故在管腔器械灭菌前还应对管腔器械的材质、管径及长度进行判断，看是否符合过氧化氢低温等离子灭菌器的要求。检查灭菌舱是否清洁干燥；对于含有真空排水泵的灭菌器，应先进行排水检查。潮湿会减弱和影响电子和自由基杀灭微生物的作用，装载潮湿的物件可导致灭菌失败或循环取消。检查是否采用特卫强专用灭菌袋和无纺布作为包装材料，按照要求规范包装。器械盒内不能使用泡沫垫，因泡沫垫会吸收过氧化氢而影响灭菌过程。②装载。待灭菌物品不得超出器械架范围，以免挡灯(遮挡过氧化氢监测灯)，导致灭菌器报警。不能触碰舱门、舱底部、等离子电极网。等离子电极网是灭菌舱内的一层网状结构，装载物品不要与它太靠近，应保持 2.5 cm 的空间距离。器械或物品应有序、单层放置在载物架上，器械盒或贵重器械应平放在灭菌架上，不堆叠、不挤压，保证各物品间留有缝隙，便于过氧化氢低温等离子均匀扩散和注入。装载量以 60%～70% 为宜，无最小灭菌容积限制，最大灭菌容积量应低于 80%。③生物监测灭菌装载。生物监测包或灭菌过程验证装置(PCD)应放置于灭菌舱内远离过氧化氢注入口的部位，如下层器械搁架、卸载侧门(非过氧化氢注入口)附近，或生产厂家使用说明书建议的灭菌器最难灭菌的部位，并且灭菌器应处于满载状态。

(4)灭菌后卸载：灭菌循环完成后即可打开舱门，灭菌后的物品不要求通风。确认灭菌监测合格后，即可使用灭菌物品。取出物品后关闭舱门，以保持灭菌舱内的操作温度并使灭菌舱保持清洁。

(5)确认与放行：物理监测、化学监测(包外化学指示物监测)、生物监测合格，双人复核准确无误后，物品放行，记录并签名。

第三章　临床常用护理基本操作

第一节　口服给药法

药物经口服后，通过胃肠道吸收，达到局部或全身治疗的目的。

一、摆药

（一）药物准备类型

1.中心药房摆药

目前国内不少医院均设有中心药房，一般设在医院内距离各病区适中的地方，负责全院各病区患者的日间用药。病区护士每日上午在医生查房后把药盘、长期医嘱单送至中心药房，由药站专人处理医嘱，并进行摆药、核对。口服药一般按每日3次量、注射药物按1日总量备齐，然后由病区护士当面核对无误后，取回病区，按规定时间发药。发药前须经另一人核对。

各病区另设一药柜，备有少量常用药、贵重药、针剂等，作为临时应急用。所备的药物须有固定基数，用后及时补充，交接班时按数点清。

2.病区摆药

由病区护士在病区负责准备自己病区患者的所需药品。

（二）用物

药柜（内有各种药品）、药盘（发药车）、小药卡、药杯、量杯（10～20 mL）、滴管、药匙、纱布或小毛巾、小水壶（内盛温开水）、服药单。

（三）操作方法

1.准备

洗净双手，戴口罩，备齐用物，依床号顺序将小药卡（床号、姓名）插于药盘上，并放好药杯。

2.按服药单摆药

一个患者的药摆好后，再摆第2个患者的药，先摆固体药再摆水剂药。

(1)固体药（片、丸、胶囊）：左手持药瓶（标签在外），右手掌心及小指夹住瓶盖，拇指、食指和中指持药匙取药，不可用手取药。

(2)水剂：先将药水摇匀，左手持量杯，拇指指在所需刻度，使与视线处于同一水平，右手持药瓶，标签向上，然后缓缓倒出所需药液。应以药液低面的刻度为准。同时有几种水剂时，应分别倒入不同药杯内。更换药液时，应用温开水冲洗量杯，倒毕，瓶口用湿纱布或小毛巾擦净，然后放回原处。

3.其他

(1)药液不足 1 mL 须用滴管吸取计量，1 mL＝15 滴。为使药量准确，应滴入已盛好少许冷开水的药杯内，或直接滴于面包上或饼干上服用。

(2)患者的个人专用药，应注明床号、姓名、药名、剂量、时间，避免差错。专用药不可借给他人用。

(3)摆完药后，应根据服药单查对 1 次，再由第 2 人核对无误后，方可发药。如需磨碎的药，可用乳钵研碎。用清洁巾盖好药盘待发。清洗滴管、乳钵等，清理药柜。

二、发药

(一)用物

温开水、服药单、发药车。

(二)操作方法

1.准备

发药前先了解患者情况，暂不能服药者，应作交班处理。

2.发药查对，督促服药

按规定时间，携服药单送药到患者处，核对服药单及床头牌的床号、姓名，并询问患者姓名，回答与服药本一致后再发药，待患者服下后方可离开。

3.根据不同药物的特性正确给药

(1)抗生素、磺胺类药物应准时给药，保持药物在血液中的有效浓度。

(2)健胃、助消化药物宜在饭前或饭间服，对胃黏膜有刺激的药物宜在饭后服。

(3)对呼吸道黏膜有安抚作用的保护性镇咳药，服后不宜立即饮水，以免稀释药液从而降低药效。

(4)某些由肾排出的药物，如磺胺类，尿少时可析出结晶，引起肾小管堵塞，故应鼓励多饮水。

(5)对牙齿有腐蚀作用和使牙齿染色的药物，如铁剂，可用饮水管吸取，服后漱口。

(6)服用强心苷类药物应先测脉率、心率及心律，若脉率低于 60 次/分或心律不齐时不可服用。

(7)有配伍禁忌的药物，不宜在短时间内先后服用，如呋喃妥因与碳酸氢钠溶液等碱性药液。

(8)催眠药应就寝前服用。

发药完毕，再次与服药单核对一遍，看有无遗漏或差错。药杯集中处理，清洁药盘放回原处，需要时做好记录。

(三)注意事项

(1)严格遵守三查七对制度(操作前、中、后查，核对床号、姓名、药名、浓度、剂量、方法、时间)，避免差错。

(2)老、弱、小儿及危重患者应协助服药，鼻饲者应先注入少量温开水，后将药物研碎、溶解后由胃管注入，再注入少量温开水冲洗胃管。更换或停止药物，应及时告诉患者。若患者提出疑问，应重新核对清楚后再给患者服下。

(3)发药后，要密切观察患者服药后效果及有无不良反应，若有不良反应，应及时与医生联系，给予必要的处理。

第二节　注射给药法

注射给药是将无菌药液或生物制品用无菌注射器注入体内，达到预防、诊断、治疗的目的。

一、药液吸取法

(1)从安瓿内吸取药液：将药液集中到安瓿体部，用消毒液消毒安瓿颈部及砂轮，在安瓿颈部划一锯痕，重新消毒安瓿颈部，拭去碎屑，掰断安瓿。将针尖斜面向下放入安瓿内的液面下，手持活塞柄抽动活塞吸取所需药量，抽吸完毕将针头套上空安瓿或针帽备用。

(2)从密封瓶内吸取药液：除去铝盖的中央部分并消毒密封瓶的瓶塞，待晾干。往瓶内注入与所需药液等量空气(以增加瓶内压力，避免瓶内负压无法吸取)，倒转密封瓶及注射器，使针尖斜面在液面下，轻拉活塞柄吸取药液至所需量，再以食指固定针栓，拔出针头，套上针帽备用。若密闭瓶或安瓿内系粉剂或结晶时，应先注入所需量的溶剂，使药物溶化，然后吸取药液。黏稠药液，如油剂可先加温(遇热变质的药物除外)，或将药瓶用双手搓热后再抽吸，混悬液应摇匀后再抽吸。

(3)注射器内空气驱出术：一手指固定于针栓上，拇指、中指扶持注射器，针头垂直向上，一手抽动活塞柄吸入少量空气，然后摆动针筒，并使气泡聚集于针头口，稍推动活塞将气泡驱出。若针头偏于一侧，则驱气时应使针头朝上倾斜，使气泡集中于针头根部，如上法驱出气泡。

二、皮内注射法

皮内注射法是将少量药液注入表皮与真皮之间的方法。

(一)目的

(1)各种药物过敏试验。

(2)预防接种。

(3)局部麻醉。

(二)用物

(1)注射盘或治疗盘内盛2%碘酊、75%乙醇、无菌镊、砂轮、无菌棉签、开瓶器、弯盘。

(2)1 mL注射器、4号针头，药液按医嘱。药物过敏试验还需备急救药盒。

(三)注射部位

(1)药物过敏试验在前臂掌侧中下段。

(2)预防接种常选三角肌下缘。

（四）操作方法

（1）评估：了解患者的病情、合作程度、对皮内注射的认识水平和心理反应，过敏试验还需了解患者的“三史”（过敏史、用药史、家族史）；介绍皮内注射的目的、过程，取得患者配合；评估注射部位组织状态（皮肤颜色，有无皮疹、感染及皮肤划痕阳性）。

（2）准备用物：按医嘱查对后抽好药液，放入铺有无菌巾的治疗盘内，携物品至患者处，再次核对。

（3）帮助患者取坐位或卧位，选择注射部位，以75%乙醇消毒皮肤，待干。乙醇过敏者用生理盐水清洁皮肤。

（4）排尽注射器内空气，食指和拇指绷紧注射部位皮肤，右手持注射器，针尖斜面向上，与皮肤成5°角刺入皮内，放平注射器，平行将针尖斜面全部进入皮内，左手拇指固定针栓，右手快速推注药液0.1 mL。也可右手持注射器左手推注药液，使局部可见半球形隆起的皮丘，皮肤变白，毛孔变大。

（5）注射完毕，快速拔出针头，核对后交代患者注意事项。

（6）清理用物，按时观察结果并正确记录。

三、皮下注射法

皮下注射法是将少量药液注入皮下组织的方法。

（一）目的

（1）需迅速见效，常用于不能或不宜口服者。

（2）局部供药，如局部麻醉用药。

（3）预防接种，如各种疫苗的预防接种。

（二）用物

注射盘、1～2 mL注射器、5～6号针头，药液按医嘱准备。

（三）注射部位

上臂三角肌下缘、上臂外侧、股外侧、腹部、后背、前臂内侧中段。

（四）操作方法

（1）评估患者的病情、合作程度、对皮下注射的认识水平和心理反应；介绍皮下注射的目的、过程，取得患者配合；评估注射部位组织状态。

（2）准备用物，并按医嘱查对后抽好药液，放入铺有无菌巾的治疗盘内，携物品至患者处，再次核对。

（3）助患者取坐位或卧位，选择注射部位，皮肤做常规消毒（2%碘酊以注射点为中心，呈螺旋形向外涂擦，直径在5 cm以上，待干；然后用75%乙醇以同法脱碘2次，待晾干）或安尔碘消毒。

（4）持注射器排尽空气。

（5）左手食指与拇指绷紧皮肤，右手持注射器，食指固定针栓，针尖斜面向上，与皮肤成30°～40°夹角，过瘦者可捏起注射部位皮肤，快速刺入针头2/3，左手抽动活塞观察无回血后缓缓推注药液。

(6)推完药液,用干棉签放于针刺处,快速拔出针后,轻轻按压。

(7)核对后助患者取舒适卧位,整理床单位,清理用物,必要时记录。

四、肌内注射法

肌内注射法是将少量药液注入肌肉组织的方法。

(一)目的

(1)需在一定时间内产生药效,适用于不能或不宜口服药物者。

(2)药物不宜或不能静脉注射,要求比皮下注射更迅速发生疗效时采用。

(3)注射刺激性较强或药量较大的药物。

(二)用物

注射盘、2～5 mL 注射器、6～7 号针头,药液按医嘱准备。

(三)注射部位

一般选择肌肉较丰厚、离大神经和血管较远的部位,其中以臀大肌、臀中肌、臀小肌最为常用,其次为股外侧肌及上臂三角肌。

1.臀大肌注射区定位法

(1)十字法:从臀裂顶点向左或向右侧画一水平线,然后从该侧髂嵴最高点做一垂直线,将臀部分为 4 个象限,选其外上象限并避开内角(内角定位:髂后上棘至大转子连线)即为注射区。

(2)连线法:取髂前上棘和尾骨连线的外上 1/3 处为注射部位。

2.臀中肌、臀小肌注射区定位法

(1)构角法:将食指尖与中指尖分别置于髂前上棘和髂嵴下缘处,由髂嵴、食指、中指所构成的三角区内为注射部位。

(2)三指法:髂前上棘外侧 3 横指处(以患者的手指宽度为标准)。

3.股外侧肌注射区定位法

在大腿中段外侧,膝上 10 cm,髋关节下 10 cm 处,宽约 7.5 cm。此处大血管、神经干很少通过,范围较大,适用于多次注射或 2 岁以下婴幼儿注射。

4.上臂三角肌注射区定位法

上臂外侧、肩峰下 2～3 横指处。此处肌肉不如臀部丰厚,只能做小剂量注射。

(四)患者体位

为使患者的注射部位肌肉松弛,应尽量使患者选择舒适体位。

(1)侧卧位下腿稍屈膝,上腿伸直。

(2)俯卧位足尖相对,足跟分开。

(3)仰卧位适用于病情危重不能翻身的患者。

(4)坐位时座位稍抬高,便于操作;非注射侧臀部坐于座位上,注射侧腿伸直,一般多为门诊患者所取。

(五)操作方法

(1)评估患者的病情、合作程度、对肌内注射的认识水平和心理反应;介绍肌内注射的目的、过程,取得患者配合;评估注射部位组织状态。

(2)准备用物，并按医嘱查对后抽好药液，放入铺有无菌巾的治疗盘内，携物品至患者处，再次核对。

(3)协助患者取合适卧位，选择注射部位，常规消毒或安尔碘消毒注射部位皮肤。

(4)排气，左手拇指、食指分开并绷紧皮肤，右手执笔式持注射器，中指固定针栓，用前臂带动腕部的力量，将针头迅速垂直刺入肌内，一般刺入 2.5～3 cm，过瘦者或小儿酌减，固定针头。

(5)松左手，抽动活塞，观察无回血后，缓慢推药液。如有回血，酌情处理，可拔出或进针少许再试抽，无回血方可推药。推药同时注意观察患者的表情及反应。

(6)注射完毕，用干棉签放于针刺处，快速拔针并按压。

(7)核对后协助患者穿好衣裤，舒适卧位安置，整理床单位，清理用物，必要时做记录。

(六)Z 径路注射法和留置气泡技术

1.Z 径路注射法

注射前以左手食指、中指和环指使待注射部位皮肤及皮下组织朝同一方向侧移(皮肤侧移 1～2 cm)，绷紧固定局部皮肤，维持到拔针后，迅速松开左手，此时位移的皮肤和皮下组织位置复原，原先垂直的针刺通道随即变成“Z”形。该方法可将药液封闭在肌肉组织内而不易回渗，利于吸收，减少硬结的发生，尤其适用于老年人等特殊人群，以及刺激性大、难吸收药物的肌肉注射。

2.留置气泡技术

使用注射器抽吸适量药液后，再吸入 0.2～0.3 mL 的空气。注射时，气泡在上，当全部药液注入后，再注入空气。其方法优点为将药物全部注入肌肉组织而不留在注射器无效腔中(每种注射器的无效腔量不一，范围 0.07～0.3 mL)，药量更加准确；同时可防止拔针时，药液渗入皮下组织引起刺激、产生疼痛，并可将药液限制在注射肌肉局部而利于组织的吸收。

五、静脉注射法

(一)目的

(1)药物不宜口服、皮下或肌内注射，需要迅速发生疗效者。

(2)做诊断性检查，由静脉注入药物，如肝、肾、胆囊等检查需注射造影剂或染料等。

(二)用物

注射盘、注射器(根据药量准备)、7～9 号针头或头皮针头、止血带、胶布，药液按医嘱准备。

(三)注射部位

(1)四肢浅静脉：肘部的贵要静脉、正中静脉、头静脉；腕部、手背及踝部或足背浅静脉等。

(2)小儿头皮静脉：额静脉、颞静脉等。

(3)股静脉：位于股三角区股鞘内，股神经和股动脉内侧。

(四)操作方法

1.四肢浅表静脉注射术

(1)评估患者的病情、合作程度、对静脉注射的认识水平和心理反应；介绍静脉注射的目的、过程，取得患者配合；评估注射部位组织状态。

(2)准备用物，并按医嘱查对后抽好药液，放入铺有无菌巾的治疗盘内，携物品至患者处，再次核对。

(3)选静脉，在注射部位上方 6 cm 处扎止血带，止血带末端向上。皮肤常规消毒或安尔碘消毒，同时嘱患者握拳，使静脉显露。备胶布 2～3 条。

(4)注射器接上头皮针头，排尽空气，在注射部位下方，绷紧静脉下端皮肤并使其固定。右手持针头使其针尖斜面向上，与皮肤成 15°～30°夹角，由静脉上方或侧方刺入皮下，再沿静脉走向刺入静脉，见回血后将针头与静脉的角度调整好，顺静脉走向推进 0.5～1 cm 后固定。

(5)松止血带，嘱患者松拳，用胶布固定针头。若为采血者，则止血带不放松，直接抽取血标本所需量，不必胶布固定。

(6)推完药液，以干棉签放于穿刺点上方，快速拔出针头后按压片刻，无出血即可放松。

(7)核对后安置舒适卧位，整理床单位。清理用物，必要时做记录。

2.股静脉注射术

常用于急救时加压输液、输血或采集血标本。

(1)评估、查对、备药同四肢静脉注射。

(2)患者仰卧，下肢伸直略外展(小儿应有人协助固定)，局部常规消毒或安尔碘消毒皮肤，同时消毒术者左手食指和中指。

(3)于股三角区扪股动脉搏动最明显处，予以固定。

(4)右手持注射器，排尽空气，在腹股沟韧带下一横指、股动脉搏动内侧 0.5 cm 垂直或成 45°角刺入，抽动活塞见暗红色回血，提示已进入股静脉，固定针头，根据需要推注药液或采集血标本。

(5)注射或采血毕，拔出针头，用无菌纱布加压止血 3～5 min，防止出血或形成血肿。

(6)核对后安置舒适卧位，整理床单位。清理用物，必要时做记录，血标本则及时送检。

六、动脉注射法

(一)目的

(1)采集动脉血标本。

(2)施行某些特殊检查，注入造影剂，如脑血管检查。

(3)施行某些治疗，如注射抗癌药物作区域性化疗。

(4)抢救重度休克，经动脉加压输液，以迅速增加有效血容量。

(二)用物

(1)注射盘、注射器(按需准备)、7～9 号针头、无菌纱布、无菌手套，药液按医嘱准备。

(2)若采集血标本需另备标本容器、无菌软塞，必要时还需备酒精灯和火柴。一些检查或造影根据需要准备用物和药液。

(三)注射部位

选择动脉搏动最明显处穿刺。采集血液标本常在桡动脉、股动脉处。区域性化疗时，应根据患者治疗需要选择，一般情况下，头面部疾病选用颈总动脉；上肢疾病选用锁骨下动脉或肱动脉；下肢疾病选用股动脉。

(四)操作方法

(1)评估患者的病情、合作程度、对动脉注射的认识水平和心理反应；介绍动脉注射的目的、过程，取得患者配合；评估注射部位组织状态。

(2)准备用物,并按医嘱查对后抽好药液,放入铺有无菌巾的治疗盘内,携物品至患者处,再次核对。

(3)选择注射部位,协助患者取适当卧位,消毒局部皮肤,待干。

(4)戴手套或消毒左手食指和中指,在已消毒范围内摸到欲穿刺动脉的搏动最明显处,固定于两指之间。

(5)右手持注射器,在两指间垂直或与动脉走向成40°夹角位置刺入动脉,见有鲜红色回血,右手固定穿刺针的方向及深度,左手以最快的速度注入药液或采血。

(6)操作完毕,迅速拔出针头,局部加压止血5～10 min。

(7)核对后安置患者舒适卧位,整理床单位。清理用物,必要时做记录,如有血标本则及时送检。

第三节　外周静脉通路的建立与维护

一、外周留置针的置入

(1)经双人核对医嘱,对患者进行评估,告知患者用药的要求,征得同意后,开始评估血管,血管选择应首选粗直弹性好的前臂静脉,注意避开关节。

(2)按六步法洗手,戴口罩。按静脉输液进行物品准备,包括利器盒、6 cm×7 cm透明贴膜、无菌贴膜、清洁手套,22 G～24 G留置针,要注意观察准备用物的质量有效期。

(3)将用物推至床边,经医患双向核对,协助患者取舒适体位。再次选择前臂显露好、容易固定的静脉。

(4)核对液体后,开始排气排液,连接头皮针时,要将头皮针针尖插入留置针肝素帽前端,进行垂直排气,待肝素帽液体注满后再将头皮针全部刺入,回挂于输液架,准备无菌透明敷料。

(5)用含碘消毒剂,以穿刺点为中心由内向外螺旋式对皮肤消毒3次,消毒范围应大于固定敷料尺寸。

(6)将止血带扎于穿刺点上方10 cm处。戴清洁手套。再次排气,双向核对,调松套管及针芯。

(7)穿刺时,将针头斜面向上,一手的拇指、食指夹住两翼,在血管上方成15°～30°角进针,见到回血后,压低穿刺角度,再往前进0.2 cm,注意进针速度要慢,一手将软管全部送入,拔出针芯,要注意勿将已抽出的针芯,再次插入套管内。

(8)穿刺后要及时松止血带、松拳、松调节器。

(9)以穿刺点为中心,无张力方法粘贴透明敷料,要保证穿刺点在敷料中央。脱手套,在粘贴条上注明穿刺的时间和姓名,然后覆盖于白色隔离塞,脱去手套,用输液贴以"U"形方法固定延长管。

(10)调节滴速,填写输液卡,核对并告知患者注意事项。

二、外周静脉留置针封管

(1)按六步法洗手,戴口罩。

(2)准备治疗盘,无菌盘内备有 3～4 mL 肝素稀释液、无菌透明敷料(贴膜)、棉签、含碘消毒液、弯盘等。

(3)显露穿刺部位,关闭调节器。

(4)分离头皮针与输液导管后,用肝素稀释液以脉冲式方法冲管,当剩至 1 mL 时,快速注入,夹闭留置针,拔出针头。用输液贴以“U”形方法固定延长管。

(5)整理床单位,取下输液软袋及导管按要求进行处理。

三、外周静脉留置针置管后再次输液

(1)经双人核对医嘱后,按照六步法洗手,戴口罩。准备用物,包括浓度 75%的乙醇、小纱布、输液贴、头皮针、输入液体、弯盘等。

(2)查对床号及姓名,对患者说明操作目的、观察穿刺局部,查对液体与治疗单,排气排液。

(3)揭开无菌透明敷料,反垫于肝素帽下,用 75%乙醇棉球(棉片)摩擦消毒接口持续 10 s(来回摩擦 10 遍)。

(4)再次排气、排液后,将头皮针插入肝素帽内,打开留置针及输液调节器,无菌透明敷料固定肝素帽、头皮针导管。

(5)调节滴速,填写输液卡。整理好患者衣被,整理用物并做好观察记录。

四、外周静脉留置针拔管

(1)按六步法洗手后,准备治疗盘,内装棉签、无菌透明敷料、含碘消毒液、弯盘。

(2)显露穿刺部位,去除固定肝素帽的无菌透明敷料,轻轻地将透明敷料边缘搓起,以零角度揭开敷料,用含碘消毒液消毒穿刺点 2 遍。

(3)用干棉签按压局部,拔出留置针,无渗血后用输液贴覆盖穿刺点。

(4)整理床单位并做好拔管记录。

第四节　中心静脉通路的建立与维护

一、中心静脉穿刺置管术

中心静脉置管术是监测中心静脉压(central venous pressure,CVP)及建立有效输液给药途径的方法,主要是经颈内静脉或锁骨下静脉穿刺,将静脉导管插到上腔静脉,用于危重患者抢救,休克患者、大手术患者,静脉内营养、周围静脉穿刺困难、需要长期输液及需经静脉输入高渗溶液或强酸强碱类药物者。局部皮肤破损、感染,有出血倾向则是其禁忌证。

(一)锁骨下静脉穿刺

锁骨下静脉是腋静脉的延续,起于第一肋骨的外侧缘,成年人长 3～4 cm。

1.选择穿刺点

包括锁骨上路、锁骨下路。后者临床常用。

2.穿刺部位

为锁骨下方胸壁,该处较为平坦,可进行消毒准备,穿刺导管易于固定,敷料不易跨越关节,易于清洁和更换;不影响患者颈部和上肢的活动,利于置管后护理。

3.置管操作步骤

以右侧锁骨下路穿刺点为例。

(1)穿刺点为锁骨与第一肋骨相交处,即锁骨中 1/3 段与外 1/3 交界处,锁骨下缘 1～2 cm 处,也可由锁骨中点附近进行穿刺。

(2)体位:患者平卧位,去枕、头后仰,头转向穿刺对侧,必要时肩后垫高,头低位成 15°～30°角,以提高静脉压使静脉充盈。

(3)严格遵循无菌操作原则,局部皮肤常规消毒后铺无菌巾。

(4)局部麻醉后用注射器细针做试探性穿刺,使针头与皮肤成 30°～45°夹角向内向上穿刺,针头保持朝向胸骨上窝的方向,紧靠锁骨内下缘徐徐推进,可避免穿破胸膜及肺组织,边进针边抽动针筒使管内形成负压,一般进针 4 cm 可抽到回血。若进针 4～5 cm 仍见不到回血,不要再向前推进,以免误伤锁骨下动脉,应慢慢向后退针,边退边抽回血;若在撤针过程中仍无回血,可将针尖撤至皮下后改变进针方向,使针尖指向甲状软骨,以同样的方法徐徐进针。

(5)试穿确定锁骨下静脉的位置后,即可换用导针穿刺置管。导针穿刺方向与试探性穿刺相同,一旦进入锁骨下静脉位置,即可抽得大量回血,此时再轻轻推进 0.1～0.2 cm,使导针的整个斜面在静脉腔内,并保持斜面向下,方便导管或导丝推进。

(6)让患者吸气后屏气,取下注射器,以一只手固定导针并以手指轻抵针尾插孔,以免发生气栓或失血,将导管或导丝自导针尾部插孔缓缓送入,使管腔达上腔静脉,退出导针。如用导丝,则将导管引入中心静脉后再退出导丝。

(7)抽吸与导管相连接的注射器,如回血通畅说明管端位于静脉内。

(8)取下输液器,将导管与输液器连接,先滴入少量等渗液体。

(9)妥善固定导管,无菌透明敷料覆盖穿刺部位。

(10)导管放置后需常规行 X 线检查,以确定导管的位置。插管深度:左侧不宜超过 15 cm,右侧不宜超过 12 cm,以能进入上腔静脉为宜。

(二)颈内静脉穿刺

颈内静脉起源于颅底,上部位于胸锁乳突肌的前缘内侧;中部位于胸锁乳突肌锁骨头前缘的下面和颈总动脉的后外侧;下行至胸锁关节处与锁骨下静脉汇合成无名静脉,继续下行与对侧的无名静脉汇合成上腔静脉进入右心房。

1.选择穿刺点部位

颈内静脉穿刺的进针点和方向,根据颈内静脉与胸锁乳突肌的关系,分为前路、中路、后路 3 种。

2.置管操作步骤

(1)以右侧颈内中路穿刺点为例,确定穿刺点位,锁骨与胸锁乳突肌的锁骨头和胸骨头所形成的三角区的顶点,颈内静脉正好位于此三角区的中心位置,该点距锁骨上缘 3～5 cm。

(2)体位:患者平卧,去枕,头后仰,头转向穿刺对侧,必要时肩后垫一薄枕,头低位成 15°～30°角,使颈部充分外展。

(3)严格遵循无菌操作原则,局部皮肤常规消毒后铺无菌巾。

(4)局部麻醉后用注射器细针做试探性穿刺,使针头与皮肤成 30°夹角,与中线平行直接指向足端。进针深度一般为 3.5～4.5 cm,以进针深度不超过锁骨为宜。边进针边抽回血,抽到静脉血即表示针尖位于颈内静脉。如穿入较深,针已对穿颈静脉,则可慢慢退出,边退针边回抽,抽到静脉血后,减少穿刺针与额平面的角度(夹角约 30°)。

(5)确定颈内静脉的位置后,即可换用导针穿刺置管,导针穿刺方向与试探性穿刺相同。当导针针尖到达颈静脉时旋转取下注射器,从穿刺针内插入引导钢丝,插入时不能遇到阻力。有阻力时应调整穿刺位置,包括角度、斜面方向和深浅等。插入导丝后退出穿刺针,压迫穿刺点同时擦净钢丝上的血迹。需要静脉扩张器的导管,可插入静脉扩张器扩张皮下静脉。将导管套在引导钢丝外面,导管尖端接近穿刺点,引导钢丝必须伸出导管尾端,用手抓住,右手将导管与钢丝一起部分插入,待导管进入颈静脉后,边退钢丝、边插导管。一般成年人从穿刺点到上腔静脉右心房开口处约 10 cm,退出钢丝。

(6)抽吸与导管相连接的注射器,回血通畅说明管端位于静脉内。

(7)用生理盐水冲洗导管后即可接上输液器或 CVP 测压装置进行输液或测压。

(8)妥善固定导管,用无菌透明敷料(贴膜)覆盖穿刺部位。

二、外周静脉置入中心静脉导管

外周静脉置入中心静脉导管,是指经外周静脉穿刺置入中心静脉导管,其导管尖端的最佳位置在上腔静脉的下 1/3 处,临床上常用于 7 天以上的中期和长期静脉输液治疗,或需要静脉输注高渗性、有刺激性药物的患者,导管留置时间可长达 1 年。

(一)置管操作步骤

(1)操作前,先经双人核对医嘱,再对患者进行穿刺前的解释工作,得到患者的理解和配合。

(2)对患者的穿刺部位静脉和全身情况进行评估。血管选择的标准:在患者肘关节处,取粗而直,静脉瓣少的贵要静脉、正中静脉或头静脉,注意避开穿刺周围有皮肤红肿、硬结、皮疹和感染的情况。当血管选择完毕以后,要再次向患者告知穿刺时可能发生的情况,以及穿刺配合事项,经其同意,签署知情同意书。

(3)操作前,要按照"六步洗手法"→"七步洗手法"进行洗手,戴口罩。准备用物,具体包括:治疗盘内装有 75%乙醇、含碘消毒液、生理盐水 100 mL、利多卡因 1 支。治疗盘外装有三向瓣膜 PICC 穿刺导管套件 1 个、经外周静脉穿刺的中心静脉导管(peripherally inserted central venous catheter,PICC)穿刺包(穿刺包内装有测量尺、无菌衣、无粉手套 2 副、棉球 6 个、镊子 2～3 把、止血带、大单 1 条、治疗巾 2 块、洞巾 1 块、20 mL 空针 2 副、5 mL 空针 1 副、1 mL 空针 1 副、大纱布 3 块、小纱布 2 块。剪刀、10 cm×12 cm 无菌透明敷料 1 张)、免洗手消毒液。

(4)查对患者床号与姓名,嘱患者身体移向对侧床边,打开 PICC 穿刺包,手臂外展与身体成 90°夹角,拉开患者袖管,测量置管的长度与臂围。具体测量方法:从穿刺点沿静脉走行,到右胸锁关节,再向下至第三肋间,为置入导管的长度。然后,在肘横纹上 10 cm 处,绕上臂一圈,测出臂围值,做好测量记录。

(5)戴无菌手套,取出无菌巾垫于穿刺手臂下方,助手协助倒消毒液。消毒皮肤要求是先用乙醇棉球,以穿刺点为中心,进行螺旋式摩擦消毒,范围为直径≥10 cm,当去除皮肤油脂后,再用碘剂以同样的方法,顺时针方向与逆时针方向分别交叉,重复两次进行消毒,建立无菌屏障。铺治疗巾,将止血带放于手臂下方,为扩大无菌区域,还应铺垫大单,铺洞巾。

(6)穿无菌衣,更换无菌手套(无粉),先抽取 20 mL 生理盐水 2 次,再用 2 mL,最后用 1 mL 注射器抽取利多卡因 0.5 mL。打开 PICC 穿刺导管套件,用生理盐水预冲导管,用拇指和食指轻轻揉搓瓣膜,以确定导管的完整性;再分别预冲连接器、减压套筒、肝素帽和导管外部;最后,将导管浸入生理盐水中充分润滑导管,以减少对血管的刺激。打开穿刺针,去除活塞,将穿刺针连接 5 mL 注射器。

(7)扎止血带,并嘱患者握拳,在穿刺点下方,皮下注射利多卡因成皮球状,进行局部麻醉。静脉穿刺时,一手固定皮肤,另一手持针以 15°~30°夹角进行穿刺,见到回血后,保持穿刺针与血管的平行,继续向前推进 1~2 mm,然后,保持针芯位置,将插管鞘单独向前推进,要注意避免推进钢针,以免造成血管壁的穿透。

(8)松开止血带,嘱患者松拳,以左手拇指与食指固定插管鞘,中指压住插管鞘末端处血管,防止出血,接着,从插管鞘内撤出穿刺针。一手固定插管鞘,另一手将导管自插管鞘内缓慢、匀速地以 2 cm 长度推进。当插入 20 cm 左右时,嘱患者头侧向穿刺方,转头并低头,以确保穿刺导管的通畅。在送管过程中,左手的中指要轻压血管鞘末端,防止出血。当导管置入预定的长度时,在插管鞘远端,用纱布加压止血并固定导管。将插管鞘从血管内撤出,连接注射器抽回血,冲洗导管。双手分离导管与导丝衔接处,一手按压穿刺点并固定导管,另一手将导丝以每次 3~5 cm 均匀的速度轻轻抽出,然后撤出插管鞘。当确认预定的置入长度后,在体外预留 5~6 cm,以便于安装连接器。

(9)修剪导管长度,注意勿剪除毛边,安装连接器。先将减压套筒套到导管上,将导管连接到连接器翼形部分的金属柄上,使导管完全平整地套住金属柄;再将翼形部分的倒钩和减压套筒上的沟槽对齐锁定;最后,轻轻牵拉导管以确保连接器和导管完全锁定;随后用生理盐水,以脉冲式方法进行冲管,当推至所剩 1 mL 液体时,迅速推入生理盐水,连接肝素帽。

(10)导管的固定,是将距离穿刺点 0.5~1 cm 处的导管安装在固定翼的槽沟内。在穿刺点上方,放置一块小纱布吸收渗血,使导管呈弧形,用胶带固定接头,撤出洞巾,再用无菌透明敷料固定导管,要注意无菌透明敷料下缘与胶带下缘平齐。用第 2 条胶带,以蝶形交叉固定于贴膜上,用第 3 条胶带,压在第 2 条胶带上,将签有穿刺时间与患者姓名的胶带固定于第 3 条胶带上。用小纱布或输液贴,包裹导管末端,固定在皮肤上。为保护导管以防渗血,用弹力管状绷带加压包扎穿刺处。

(11)向患者交代注意事项。整理用物并洗手。摄胸部 X 线片,以确定导管末端的位置,应在上腔静脉下 1/3 处。

(12)最后在病历上填写置管情况并签名。

(二)PICC 置管后输液

(1)输液前,要先进行双人核对医嘱和治疗单,按照六步洗手法进行洗手,戴口罩。准备治疗盘,盘内装有乙醇棉片、无菌贴膜、已经连有头皮针的含 20 mL 生理盐水的注射器、预输入的液体、弯盘、治疗单,以及免洗手消毒液。

(2)进入病房先查对床号、姓名,并与患者说明操作目的,观察穿刺部位,必要时测量臂围。

(3)查对液体与治疗单,常规排气、排液。揭开输液无菌透明敷料反垫于肝素帽下。用75%乙醇棉球擦拭消毒接口约 10 s;再接入头皮针,抽回血,确定导管在血管腔内后,以脉冲式方法冲洗导管,当管内所剩液体为 1 mL 时,快速推入。

(4)分离注射器,连接输液导管,松调节器。最后,用无菌透明敷料固定肝素帽和头皮针,在头皮针固定完毕后,整理患者衣被,调节滴数,交代注意事项并做好记录。

(三)PICC 冲洗与正压封管

为了预防导管堵塞,保持长期使用,给药前、后,使用血液制品,静脉采血后应冲管。休疗期应每周冲洗 1 次并正压封管。

(1)用七步法洗手,戴口罩。

(2)准备治疗盘,内装贴膜,含 10～20 mL 生理盐水注射器 1 副、弯盘。

(3)经查对床号、姓名,观察穿刺部位,关闭输液调节器。

(4)揭开输液无菌透明敷料反垫于肝素帽下分离输液导管与头皮针,接 10～20 mL 生理盐水注射器,以脉冲式方法冲洗导管。推至最后 1 mL 时,进行正压封管。具体方法:将头皮针尖斜面退至肝素帽末端,待生理盐水全部推入后,拔出头皮针,用无菌透明敷料固定肝素帽。

(5)整理患者衣被,做好观察记录。

(四)PICC 维护操作

为保证外周中心静脉导管的正常使用,应保证每天对患者的操作部位进行消毒维护。

(1)要按七步洗手法进行洗手,戴口罩。

(2)准备用物。治疗盘内装有石油烷、免洗手消毒液、棉签、皮尺、胶布、肝素帽、头皮针连接预冲注射器、弯盘、PICC 维护包(包内装有无菌手套 2 副、75%乙醇、碘伏棉棒各 3 根、乙醇棉片 3 块、小纱布 1 块、10 cm×12 cm 高潮气通透贴膜 1 张、胶带 4 条)。

(3)查对床号、姓名,与患者说明导管维护的目的。观察穿刺部位情况,必要时测量臂围。

(4)揭敷料时,要注意由下向上揭,以防带出导管,同时,还要避免直接接触导管。消毒双手,用石油烷擦除胶布痕迹。

(5)戴无菌手套,用消毒棉片消毒固定翼 10 s。用 75%的乙醇棉棒,去除穿刺点直径约 1 cm 以外的胶条,再用碘伏棉棒,以穿刺点为中心进行皮肤消毒 3 次,消毒范围应大于无菌透明敷料范围,包括消毒导管。预冲肝素帽,去除原有肝素帽,用 75%乙醇棉片,擦拭导管末端。

(6)将注满生理盐水的肝素帽连接导管,用生理盐水,以脉冲式方法进行冲管,当冲至剩 1 mL液体时,将头皮针拔出,使针尖位于肝素帽内,快速推入,然后拔出头皮针。

(7)更换无菌手套,安装固定翼,随后,将导管呈弧形进行胶带固定接头。用透明敷料固定导管。固定时,要保证贴膜下缘与胶带下缘平齐,第 2 条胶带以蝶形交叉固定于无菌透明敷料上，第3条胶带压在第2条胶带上，第4条胶带签上姓名与时间后固定于第3条胶带上。用无菌小纱布包裹导管末端，用胶带固定于皮肤，做好维护记录。

三、植入式输液港建立与维护

（一）操作前准备

1.置管部位的选择

置管部位的选择要综合比较其他发生机械性并发症、导管相关性血流感染（catheter-related bloodstream infection，CRBSI）的可能性。置管部位会影响发生继发导管相关性血流感染和静脉炎的危险程度。置管部位皮肤菌群的密度是造成CRBSI的一个主要危险因素。由经过培训的医生依不同的治疗方式和患者体型来选输液港植入的途径：大静脉植入、大动脉植入、腹腔内植入，输液座放于皮下。输液港导管常用的植入部位主要为颈内静脉与锁骨下静脉。非随机实验证实了颈内静脉置管发生相关性感染的危险率高。研究分析显示，床旁超声定位的锁骨下静脉置管与其他部位相比，可以显著降低机械性并发症。对于成年患者，锁骨下静脉对控制感染来说是首选部位。当然，在选择部位时其他的一些因素也应该考虑。目前，临床应用较多的是锁骨下静脉，实际植入的位置要根据患者的个体差异作出判断。植入位置解剖结构应该能保证注射座稳定，不会受到患者活动的影响，不会产生局部压力升高或受穿衣服的影响，注射座隔膜上方的皮下组织厚度以0.5～2 cm为适宜厚度。

2.经皮穿刺导管植入点选择

自锁骨中外1/3处进入锁骨下静脉，然后进入胸腔内血管。

（二）输液港的选择

由医生依据不同的治疗方式和患者体型做出选择。不同输液港适用于不同体型的成年人及儿童患者；双腔输液港适用于同时输入不兼容的药物。术中连接式导管可于植入时根据需要决定静脉导管长度。

输液港种类有多种选择：①单腔末端开口式导管输液港或单腔三向瓣膜式导管输液港；②小型单腔末端开口式导管输液港或小型单腔式三向瓣膜式导管输液港；③双腔末端开口式导管输液港或双腔三向瓣膜式导管输液港。

无损伤针的选择：①蝶翼针输液套件适用于连续静脉输注。②直形及弯形无损伤针适用于一次性静脉输注。

（三）穿刺输液操作步骤

（1）向患者说明操作过程并做好解释工作。

（2）观察穿刺点和局部皮肤有无红、肿、热、痛等炎性反应，若出现不良反应应随时更换敷料或暂停使用。

（3）消毒剂及消毒方法。先用乙醇棉球清洁脱脂，向外以螺旋的方式涂擦，以输液港为圆心，半径10～12 cm，再用碘伏棉球消毒3遍。

（4）穿刺输液港。触诊定位穿刺隔，一手找到输液港注射座的位置，拇指与食指、中指呈三角形，将输液港拱起；另一手持无损伤针自三指中心处垂直刺入穿刺隔，直达储液槽基座底部。穿刺时动作要轻柔，感觉有阻力时不可强行进针，以免针尖与注射座底部推磨，形成倒钩。

(5)穿刺成功后，应妥善固定穿刺针，不可任意摆动，防止穿刺针从穿刺隔中脱落。回抽血液判断针头位置无误后即可开始输液。

(6)固定要点。用无菌纱布垫在无损伤针尾下方，可根据实际情况确定纱布垫的厚度，用无菌透明敷料固定无损伤针，防止脱落。需要注意的是，应注明更换无菌透明敷料的日期和时间。

(7)输液过程中如发现药物外渗，应立即停止输液，并即刻给予相应的医疗处理。

(8)退针。为防止少量血液反流回导管尖端，发生导管堵塞，撤针应轻柔，当注射液剩下最后 0.5 mL 时，为维持系统内的正压，以两指固定泵体，边推注边撤出无损伤针，做到正压封管。

(9)采血标本时，用 10 mL 以上注射器以无菌生理盐水冲洗，初始至少抽 5 mL 血液并弃置，儿童减半，在更换注射器抽出所需的血液量，诸如备好的血标本采集试管中。

(10)连接输液泵设定压力超过 25 psi(磅/平方英寸)时自动关闭。

(11)以低于插针水平位置置换肝素帽。

(12)封管，以加压的形式从圆形注射港的各角度边推注药液边拔针，拔出直角弯针，针头暂停输注，每月用肝素盐水封管 1 次即可。

(四)维护时间及注意事项

1.时间

(1)连续性输液，每 8 h 冲洗 1 次。

(2)治疗间歇期，正常情况下每 4 周维护 1 次。

(3)动脉植入、腹腔植入时，每周维护 1 次。

2.维护注意事项

(1)冲、封导管和静脉注射给药时必须使用 10 mL 以上的注射器，防止小注射器的压强过大，损伤导管、瓣膜或导管与注射座连接处。

(2)给药后必须以脉冲方式冲管，防止药液残留注射座。

(3)必须正压封管，防止血液反流进入注射座。

(4)不能用于高压注射泵推注造影剂。

第四章　呼吸内科疾病护理

第一节　急性上呼吸道感染护理

一、概述

（一）疾病概述

急性上呼吸道感染（acute upper respiratory tract infection）简称上感，为鼻孔至环状软骨下缘，包括鼻腔、咽或喉部急性炎症的概称。主要病原体是病毒，少数是细菌，免疫功能低下者易感。通常病情较轻，病程短，可自愈，预后良好。但由于发病率高，不仅影响工作和生活，有时还可伴有严重并发症，并具有一定的传染性，应积极防治。

上感多发于冬春季节，多为散发，且可在气候突变时小规模流行。主要通过含有病毒的飞沫经空气传播，或经污染的手和用具接触传播。引起上感的病原体大多为自然界中广泛存在的多种类型病毒，健康人群亦可携带，且人体对其感染后产生的免疫力较弱、短暂，病毒间也无交叉免疫，故可反复发病。

（二）相关病理生理

组织学上可无明显病理改变，亦可出现上皮细胞的破坏。可有炎症因子参与发病，使上呼吸道黏膜充血和分泌物增多，伴单核细胞浸润，浆液性及黏液性炎性渗出。继发细菌感染者可有中性粒细胞浸润及脓性分泌物。

（三）急性上呼吸道感染的病因与诱因

1.基本病因

急性上感患者中有70%～80%由病毒引起，包括鼻病毒、冠状病毒、腺病毒、流感和副流感病毒、呼吸道合胞病毒、埃可病毒和柯萨奇病毒等。另有20%～30%的上感为细菌感染引起，可单纯发生或继发于病毒感染之后发生，以口腔定植菌溶血性链球菌多见，其次为流感嗜血杆菌、肺炎链球菌和葡萄球菌等，偶见革兰阴性杆菌。

2.常见诱因

淋雨、受凉、气候突变、过度劳累等可降低呼吸道局部防御功能，致使原存的病毒或细菌迅速繁殖，或者直接接触患病者的喷嚏以及污染的手和用具诱发本病。老幼体弱，免疫功能低下或有慢性呼吸道疾病，如鼻窦炎、扁桃体炎者更易发病。

（四）临床表现

临床表现有以下几种类型。

1.普通感冒

普通感冒，俗称“伤风”，又称上呼吸道卡他，为病毒感染引起。起病较急，主要表现为鼻部症状，如喷嚏、鼻塞、流清水样鼻涕，也可表现为咳嗽、咽干、咽痒或烧灼感甚至鼻后滴漏感。咽干、咳嗽和鼻后滴漏与病毒诱发的炎症介质导致的上呼吸道传入神经高敏状态有关。发病2～3天后鼻涕变稠，可伴咽痛、头痛、流泪、味觉迟钝、呼吸不畅、声嘶等，有时由于咽鼓管炎致听力减退。严重者有发热、轻度畏寒、头痛等。体检可见鼻腔黏膜充血、水肿、有分泌物，咽部可为轻度充血。一般经5～7天痊愈，伴并发症者可致病程迁延。

2.急性病毒性咽炎和喉炎

由鼻病毒、腺病毒、流感病毒、副流感病毒以及肠病毒、呼吸道合胞病毒等引起。临床表现为咽痒和灼热感，咽痛不明显，咳嗽少见。急性喉炎多为流感病毒、副流感病毒及腺病毒等引起，临床表现为明显声嘶、讲话困难，伴发热、咽痛或咳嗽，咳嗽时咽喉疼痛加重。体检可见喉部充血、水肿，局部淋巴结轻度肿大和触痛，有时可闻及喉部的喘息声。

3.急性疱疹性咽峡炎

急性疱疹性咽峡炎多由柯萨奇病毒A引起，表现为明显咽痛、发热，病程约为1周。查体可见咽部充血，软腭、腭垂、咽及扁桃体表面有灰白色疱疹及浅表溃疡，周围伴红晕。多发于夏季，多见于儿童，偶见于成人。

4.急性咽结膜炎

主要由腺病毒、柯萨奇病毒等引起。表现为发热、咽痛、畏光、流泪、咽及结膜明显充血。病程4～6天，多发于夏季，以游泳传播为主，儿童多见。

5.急性咽扁桃体炎

病原体多为溶血性链球菌，其次为流感嗜血杆菌、肺炎链球菌、葡萄球菌等。该病起病急，咽痛明显、伴发热、畏寒，体温可达39℃以上。查体可发现咽部明显充血，扁桃体肿大、充血，表面有黄色脓性分泌物，有时伴有颌下淋巴结肿大、压痛，肺部查体无异常体征。

（五）辅助检查

1.血液学检查

因多为病毒性感染，白细胞计数常正常或偏低，伴淋巴细胞比例升高。细菌感染者可有白细胞计数与中性粒细胞增多和核左移现象。

2.病原学检查

因病毒类型繁多，且明确类型对治疗无明显帮助，一般无须明确病原学检查。需要时可用免疫荧光法、酶联免疫吸附法、血清学诊断或病毒分离鉴定等方法确定病毒的类型。细菌培养可判断细菌类型并做药物敏感试验以指导临床用药。

（六）主要治疗原则

目前尚无特效抗病毒药物，以对症处理为主，患者应戒烟、注意休息、多饮水、保持室内空气流通和防治继发细菌感染。对有急性咳嗽、鼻后滴漏和咽干的患者应给予伪麻黄碱治疗，以减轻鼻部充血，亦可局部滴鼻应用，必要时适当加用解热镇痛类药物。

(七)药物治疗

1.抗菌药物治疗

目前已明确普通感冒无须使用抗菌药物。除非有白细胞升高、咽部脓苔、咯黄痰和流鼻涕等细菌感染证据,可根据当地流行病学史和经验用药,可选口服青霉素、第一代头孢菌素、大环内酯类或喹诺酮类抗菌药物。

2.抗病毒药物治疗

由于目前有滥用造成流感病毒耐药现象,所以如无发热表现,免疫功能正常,发病超过 2 天一般无须应用药物。对于免疫缺陷患者,可早期常规使用。利巴韦林和奥司他韦有较广的抗病毒谱,对流感病毒、副流感病毒和呼吸道合胞病毒等有较强的抑制作用,可缩短病程。

二、护理评估

(一)病因评估

主要评估患者健康史和发病史,是否有受凉感冒史。对流行性感冒者,应详细询问患者及家属的流行病史,以有效控制疾病进展。

(二)一般评估

1.生命体征(T:体温、P:脉搏、R:呼吸、BP:血压)

患者体温正常或发热;有无呼吸频率加快或节律异常。

2.患者主诉

有无鼻塞、流涕、咽干、咽痒、咽痛、畏寒、发热、咳嗽、咳痰、声嘶、畏光、流泪、眼痛等症状。

3.相关记录

体温、痰液颜色、性状和量等记录结果。

(三)心理、社会评估

患者在疾病治疗过程中的心理反应与需求,家庭及社会支持情况,引导患者正确配合疾病的治疗与护理。

三、主要护理诊断、问题

(1)舒适受损:鼻塞、流涕、咽痛、头痛与病毒、细菌感染有关。

(2)体温过高:体温过高与病毒、细菌感染有关。

四、护理措施

(一)病情观察

观察生命体征及主要症状,尤其是体温、咽痛、咳嗽等的变化。高热者联合使用物理降温与药物降温,并及时更换汗湿衣物。

(二)环境与休息

保持室内温、湿度适宜和空气流通,症状轻者应适当休息,病情重者或老年者以卧床休息为主。

（三）饮食

选择清淡、富含维生素、易消化的食物，并保证足够热量。发热者应适当增加饮水量。

（四）口腔护理

进食后漱口或按时给予口腔护理，防止口腔感染。

（五）防止交叉感染

注意隔离，减少探视，避免交叉感染。指导患者咳嗽时避免正面对着他人。患者使用过的餐具、痰盂等用品应按规定及时消毒。

（六）用药护理

遵医嘱用药且注意观察药物的不良反应。为减轻马来酸氯苯那敏或苯海拉明等抗过敏药的头晕、嗜睡等不良反应，宜指导患者在临睡前服用，并告知驾驶员和高空作业者应避免使用。

（七）健康教育

1.疾病预防指导

生活规律、劳逸结合、坚持规律且适当的体育运动，增强体质，提高抗寒能力和机体的抵抗力。保持室内空气流通，避免受凉、过度疲劳等感染的诱发因素。在高发季节少去人群密集的公共场所。

2.疾病知识指导

指导患者采取适当的措施避免疾病传播，防止交叉感染。患病期间注意休息，多饮水并遵医嘱用药。

3.预防感染的措施

注意保暖，防止受凉，尤其是要避免呼吸道感染。

4.就诊的指标

告诉患者如果出现下列情况应及时到医院就诊。

（1）经药物治疗症状未缓解。

（2）出现耳鸣、耳痛、外耳道流脓等中耳炎症状。

（3）恢复期出现胸闷、心悸、眼睑水肿、腰酸或关节疼痛。

第二节 急性气管支气管炎护理

一、概述

（一）疾病概述

急性气管支气管炎（acute tracheobronchitis）是由生物、物理、化学刺激或过敏等因素引起的急性气管支气管黏膜炎症。也可由急性上呼吸道感染迁延不愈所致。多为散发，无流行倾向，年老体弱者易感。临床症状主要为咳嗽和咳痰，常发生于寒冷季节或气候突变时。

（二）相关病理生理

由病原体、吸入冷空气、粉尘、刺激性气体或因吸入致敏原引起气管支气管急性炎症反应。其共同的病理表现为气管、支气管黏膜充血水肿，淋巴细胞和中性粒细胞浸润；同时伴纤毛上皮细胞损伤，脱落；黏液腺体肥大增生。合并细菌感染时，分泌物呈脓性。

（三）急性气管支气管炎的病因与诱因

病原体导致的感染是最主要病因，过度劳累、受凉、年老体弱是常见诱因。

1.病原体

病原体与上呼吸道感染类似。常见病毒为腺病毒、流感病毒（甲、乙）、冠状病毒、鼻病毒、单纯疱疹病毒、呼吸道合胞病毒和副流感病毒等。常见细菌为流感嗜血杆菌、肺炎链球菌、卡他莫拉菌等，近年来衣原体和支原体感染明显增加，在病毒感染的基础上继发细菌感染亦较多见。

2.物理、化学因素

冷空气、粉尘、刺激性气体或烟雾（如二氧化硫、二氧化氮、氨气、氯气等）的吸入，均可刺激气管支气管黏膜引起急性损伤和炎症反应。

3.过敏反应

常见的吸入致敏原包括花粉、有机粉尘、真菌孢子、动物毛皮排泄物；或对细菌蛋白质的过敏，钩虫、蛔虫的幼虫在肺内的移行均可引起气管支气管急性炎症反应。

（四）临床表现

临床主要表现为咳嗽、咳痰。一般起病较急，通常全身症状较轻，可有发热。初为干咳或少量黏液痰，随后痰量增多，咳嗽加剧，偶伴血痰。咳嗽、咳痰可延续2～3周，如迁延不愈，可演变成慢性支气管炎。伴支气管痉挛时，可出现程度不等的胸闷、气促。

（五）辅助检查

1.血液检查

病毒感染时，血常规检查白细胞计数多正常；细菌感染较重时，白细胞计数和中性粒细胞计数增高。血沉检查可见血沉加快。

2.胸部X线检查

多无异常，或仅有肺纹理的增粗。

3.痰培养

细菌或支原体、衣原体感染时，可明确病原体；药物敏感试验可指导临床用药。

（六）治疗要点

1.对症治疗

咳嗽无痰或少痰，可用右美沙芬、喷托维林（咳必清）镇咳。咳嗽有痰而不易咳出，可选用盐酸氨溴索、溴己新，桃金娘油提取物化痰，也可雾化帮助祛痰。较为常用的为兼顾止咳和化痰的棕色合剂，也可选用中成药止咳祛痰。发生支气管痉挛时，可用平喘药，如茶碱类、β_2受体激动剂等。发热可用解热镇痛药对症处理。

2.抗菌药物治疗

有细菌感染证据时应及时使用。可以首选大环内酯类、青霉素类，亦可选用头孢菌素类或喹诺酮类等药物。多数患者口服抗菌药物即可，症状较重者可经肌内注射或静脉滴注给药，少数患者需要根据病原体培养结果指导用药。

3.一般治疗

多休息,多饮水,避免劳累。

二、护理评估

(一)病因评估

主要评估患者健康史和发病史,近期是否有受凉、劳累、是否有粉尘过敏史、是否有吸入冷空气或刺激性气体史。

(二)一般评估

1.生命体征(T、P、R、BP)

患者体温正常或发热;有无呼吸频率加快或节律异常。

2.患者主诉

有无发热、咳嗽、咳痰、喘息等症状。

(三)心理、社会评估

患者在疾病治疗过程中的心理反应与需求,家庭及社会支持情况,引导患者正确配合疾病的治疗与护理。

(四)治疗常用药效果的评估

1.应用抗生素的评估要点

(1)记录每次给药的时间与次数,评估有无按时,按量给药,是否足疗程。

(2)评估用药后患者发热、咳嗽、咳痰等症状有否缓解。

(3)评估用药后患者是否出现皮疹、呼吸困难等过敏反应。

(4)评估用药后患者有无较明显的恶心、呕吐、腹泻等不良反应。

2.应用止咳祛痰剂效果的评估

(1)记录每次给药的时间与次量。

(2)评估用祛痰剂后患者痰液是否变稀,是否较易咳出。

(3)评估用止咳药后,患者咳嗽是否减轻,夜间睡眠是否改善。

三、主要护理诊断、问题

(1)清理呼吸道无效:与呼吸道感染、痰液黏稠有关。

(2)气体交换受损:与过敏、炎症引起支气管痉挛有关。

四、护理措施

(一)病情观察

观察生命体征及主要症状,尤其咳嗽,痰液的颜色、性质、量等的变化;有无呼吸困难与喘息等表现;监测体温情况。

(二)休息与保暖

急性期应减少活动,增加休息时间,室内空气新鲜,保持适宜的温度和湿度。

（三）保证充足的水分及营养

鼓励患者多饮水，必要时由静脉补充。给予易消化、营养丰富的饮食，发热期间进食流质或半流质食物为宜。

（四）保持口腔清洁

由于患者发热、咳嗽、痰多且黏稠，咳嗽剧烈时可引起呕吐，故要保持口腔卫生，以增加舒适感，增进食欲，促进毒素的排泄。

（五）发热护理

热度不高不需特殊处理，高热时要采取物理降温或药物降温措施。

（六）保持呼吸道通畅

观察呼吸道分泌物的性质及能否有效地咳出痰液，指导并鼓励患者有效咳嗽；若为细菌感染所致，按医嘱使用敏感的抗生素。若痰液黏稠，可采用超声雾化吸入或蒸气吸入稀释分泌物；对于咳嗽无力的患者，宜经常更换体位，拍背，使呼吸道分泌物易于排出，促进炎症消散。

（七）给氧与解痉平喘

有咳喘症状者可给予氧气吸入或按医嘱采用雾化吸入平喘解痉剂，严重者可口服。

（八）健康教育

1.疾病预防指导

预防急性上呼吸道感染的诱发因素。增强体质，可选择合适的体育活动，如健康操、太极拳、跑步等，可进行耐寒训练，如冷水洗脸、冬泳等。

2.疾病知识指导

患病期间增加休息时间，避免劳累；饮食宜清淡、富含营养；按医嘱用药。

3.就诊指标

如两周后症状仍持续应及时就诊。

第三节　慢性阻塞性肺疾病护理

一、概述

（一）症状

轻度慢性阻塞性肺疾病（chronic obstructive pulmonary disease，COPD）患者很少有或没有症状，晨起咳嗽、反复呼吸系统感染、体力劳动时呼吸困难等应引起重视。

（1）慢性咳嗽：常为首发症状，初起咳嗽呈间歇性，早晨较重，以后早、晚或整日均有咳嗽。

（2）咳痰：一般为白色黏液或浆液性泡沫性痰，清晨排痰较多，急性发作期痰量增多，合并感染时咳脓性痰。

（3）气短或呼吸困难：是COPD的标志性症状。早期仅于剧烈活动时出现，后逐渐加重，以致日常活动甚至休息时也感气短。

（4）喘息和胸闷：部分患者特别是重度患者有喘息；胸部紧闷感通常于劳力后发生，与呼吸费力、肋间肌等容性收缩有关。

（5）其他症状：晚期患者常有体重下降，食欲缺乏，精神抑郁和（或）焦虑等。合并感染时可咳血痰或咯血。

（二）体征

早期可无任何异常体征。随疾病进展，视诊可多见桶状胸、肋间增宽，呼吸幅度变浅、频率增快，触诊双侧语颤减弱。叩诊呈过清音，心浊音界缩小或不易叩出，肺下界和肝浊音下降；听诊心音遥远，呼吸音普遍减弱，呼气延长，并发感染时，肺部可有湿啰音。

（三）辅助检查

（1）肺功能检查：是确诊 COPD 的必备条件，也是判断持续气流受限的主要客观指标，使用支气管扩张药后，第一秒用力呼气量（FEV_1）/用力肺活量（FVC）＜70%可确定为患者存在持续气流受限，即 COPD。肺功能检查对 COPD 的诊断及估计其严重程度、疾病进展和预后有重要意义。

（2）X 线检查：早期可无异常，反复发作者可见两肺纹理增粗、紊乱等非特异性改变，以及肺气肿改变，如胸廓扩张、肋间隙增宽、肋骨平行、活动减弱、两肺野透亮度增加、横膈位置低平、心脏悬垂狭长。

（3）血液气体分析：如出现明显缺氧及二氧化碳潴留时，则动脉血氧分压降低，二氧化碳分压升高，并可出现失代偿性呼吸性酸中毒，pH 降低。

（4）胸部 CT 检查：CT 检查一般不作为常规检查，CT 检查可见慢阻肺小气道病变的表现、肺气肿的表现及并发症的表现，主要临床意义在于当诊断有疑问时，高分辨率 CT 有助鉴别诊断。

（四）治疗

1.药物治疗

慢阻肺的药物治疗最常用的三大类药物是支气管扩张剂、糖皮质激素和抗菌药物。

（1）支气管扩张剂：单一吸入短效 β_2 受体激动剂，或短效 β_2 受体激动剂和短效抗胆碱能药物联合吸入，通常在急性加重时为优先选择的支气管扩张剂。研究显示单一吸入短效 β_2 受体激动剂或短效抗胆碱能药物或两者联合吸入在短期（90 min）和长期（24 h）FEV_1 改善上未呈现显著差异使用定量吸入器和雾化吸入没有区别，后者可能更适合于较重的患者或者吸入器使用困难者，但雾化吸入导致空气中病原体传播的潜在风险可能限制其使用。研究表明 92%的患者可以正确有效地使用定量吸入器，58%的患者认为定量吸入器比雾化吸入使用更简单。

（2）糖皮质激素的使用：使用糖皮质激素能够缩短康复时间，改善肺功能（FEV_1）和动脉血氧分压（PaO_2），并降低早期复发的危险性，减少治疗失败率和缩短住院时间，同时伴随血糖升高等不良反应的风险。研究显示吸入布地奈德和口服泼尼松在改善 FEV_1、症状、生活质量及治疗失败率、缓解药物使用和再发加重方面没有显著差异，而后者血糖升高的发生率更高。在慢阻肺急性加重住院患者中进行的研究提示，口服低剂量激素和静脉注射高剂量激素的治疗失败率无差异，而经倾向性配对分析发现口服激素的治疗失败率更低、住院时间更短、使用激素更少。雾化吸入激素（布地奈德）与口服激素（泼尼松）相比，FEV_1 的改善、$PaCO_2$ 的降低和不良反应的发生率均相同，只是 PaO_2 改善没有口服激素明显，但发生高血糖的比例比口服激素低。因此，雾化吸入布地奈德有可能是替代口服或静脉应用激素治疗慢阻肺急性加重的较好方法。

(3)抗菌药物：研究报道 50%～80%的慢阻肺急性加重由呼吸系统感染引起，其中细菌感染占 40%～60%，病毒感染约占 30%，细菌/病毒混合感染 20%～30%。感染引起急性加重的患者较未感染者的肺功能损伤更重，住院时间更长，尤其是合并混合感染的患者。使用抗生素可以显著降低慢阻肺急性加重住院患者的治疗失败率，缩短 ICU 患者的住院时间和降低病死率。长期或间断使用抗生素可以减少气道细菌定植和抑制支气管炎症，从而预防慢阻肺急性加重和改善患者的生活质量。

2.呼吸支持

慢阻肺急性加重患者合并呼吸衰竭的病死率显著增高。控制性氧疗和机械通气可以通过改善酸中毒和高碳酸血症防治急性呼吸衰竭。

(1)控制性氧疗：氧疗的目标是维持患者的血氧饱和度在 88%～92%。氧疗应采用个体化治疗，时间和流量应根据患者的急性加重程度和血氧情况进行调整，氧疗开始 30～60 min 后应进行动脉血气分析检查。

研究显示在慢阻肺急性加重患者的入院前处理中，滴定氧疗患者比高流量氧疗患者的病死率下降 78%，呼吸性酸中毒和高碳酸血症的发生明显减少。慢阻肺急性加重患者高流量吸氧可以加剧通气血流比值失调，降低肺泡通气量，导致二氧化碳潴留，加重高碳酸血症，甚至引起患者意识障碍。然而，此时如果突然停止氧疗，可能导致致命的反弹性低氧，血氧分压甚至低于吸氧前。正确的处理方法是尽快给予机械通气支持，在其就绪前可以给予 28%或 35%的面罩给氧，根据患者当时的二氧化碳分压而定。调查显示高流量氧疗或者雾化吸入高流量氧气在慢阻肺急性加重患者的入院前处理中所占的比率较以前有所下降，但仍占大部分(77.5%)，使用气动雾化器或者定量吸入器可能减少高流量氧疗的应用。

(2)机械通气。

1)无创正压通气(NPPV)：可以显著降低慢阻肺急性加重的病死率、气管插管率和治疗失败率，迅速改善 1 h pH、$PaCO_2$ 和呼吸速率，并减少并发症和住院时间。

《慢阻肺全球策略修订版》推荐无创通气(noninvasive ventilation，NIV)的使用至少符合以下一个条件：①呼吸性酸中毒[动脉血 pH≤7.35 和(或)$PaCO_2$＞45 mmHg]。②严重呼吸困难合并临床症状，提示呼吸肌疲劳、呼吸功增加，如应用辅助呼吸机呼吸、出现胸腹矛盾运动或者肋间隙肌群收缩。轻中度呼吸衰竭患者(7.25≤pH≤7.35)NIV 治疗失败率 15%～20%，重度呼吸衰竭患者(pH＜7.25)NIV 治疗失败率达 52%～62%。研究表明，相比药物治疗，应用 NIV 治疗的患者的 1 h pH、呼吸速率改善更快，呼吸困难时间更短，1 年再入院率更低，长期预后更好。对于有创通气来说，使用 NIV 的病死率并没有显著增高，而并发症更少，比如呼吸机相关肺炎、脱机困难等。因此，即使对于 NIV 失败风险较高的患者，排除意识丧失、气道痉挛、需要保护气道等特殊情况，考虑应用 NIV 也是合理的。对于 pH≥7.35 的伴高碳酸血症的慢阻肺急性加重患者，有研究表明早期应用 NIV 可以显著降低住院时间并快速改善 $PaCO_2$ 和 pH。此外，NIV 可以增强慢阻肺急性加重患者的运动耐力，有助于尽快康复。

2)有创-无创序贯机械通气：有创-无创序贯机械通气是针对慢阻肺病情特点及规律的机械通气策略。序贯通气是指呼吸衰竭患者行有创机械通气后，在未达到拔管撤机标准之前即撤离有创通气，继之以无创性机械通气(NIPPV)，然后逐渐撤机的通气方式。实施序贯通气的一个关键在于准确把握有创通气转为无创通气的切换点。实施序贯通气时，如有创通气过早转为NIPPV，可能因NIPPV无法维持通气而导致再次插管，如过迟转为NIPPV则可能出现机械通气相关肺炎(VAP)。为此，我国学者提出以“肺部感染控制窗(PIC窗)”作为有创通气和无创通气之间的切换点，符合慢阻肺急性加重的治疗规律，能比较准确地判断早期拔管时机，显著改善治疗效果。

二、护理评估

(一)一般评估

1.生命体征(T、P、R、BP)

急性加重期时合并感染患者可有体温升高表现；呼吸频率可达30～40次/分。

2.患者主诉

有无慢性咳嗽、咳痰、气短、喘息和胸闷等症状。

3.相关记录

体温、呼吸、心率、皮肤、饮食、出入量、体重等记录结果。

(二)身体评估

1.视诊

胸廓前后径增大，肋间隙增宽，剑突下、胸骨下角增宽，称为桶状胸。部分患者呼吸变浅，频率增快，严重者可见缩唇呼吸等。

2.触诊

双侧语颤减弱。

3.叩诊

肺部过清音，心浊音界缩小，肺下界和肝浊音界下降。

4.听诊

两肺呼吸音减弱，呼气延长，部分患者可闻及湿啰音和(或)干啰音。

(三)心理、社会评估

患者在疾病治疗过程中的心理反应与需求，家庭及社会支持情况，引导患者正确配合疾病的治疗与护理。

(四)辅助检查结果评估

1.肺功能检查

吸入支气管舒张药后 $FEV_1/FVC<70\%$ 及 $FEV_1<80\%$ 预计值者，可确定为不能完全可逆的气流受限。

2.血气分析

对确定发生低氧血症、高碳酸血症、酸碱平衡失调以及判断呼吸衰竭的类型有重要价值。

三、主要护理诊断、问题

(1)气体交换受损与气道阻塞、通气不足、呼吸肌疲劳、分泌物过多和肺泡呼吸面积减少有关。

(2)清理呼吸道无效与分泌物增多而黏稠、气道湿度减低和无效咳嗽有关。

(3)焦虑与健康状况改变、病情危重、经济状况有关。

四、护理措施

(一)休息与活动

中度以上 COPD 急性加重期患者应卧床休息,协助患者采取舒适体位,极重度患者宜采取身体前倾坐位,视病情增加适当的活动,以患者不感到疲劳,病情不加重为宜。

(二)病情观察

观察咳嗽、咳痰及呼吸困难的程度,观察血压、心率,监测动脉血气和水电解质、酸碱平衡情况。

(三)遵医嘱

给予抗感染治疗,有效地控制呼吸道感染。

(四)合理用氧

采用低流量持续给氧,流量 1～2 L/min。提倡长期家庭氧疗,每天氧疗时间在 15 h 以上。

(五)用药护理

遵医嘱应用抗生素、支气管舒张药和祛痰药,注意观察治疗效果及不良反应。

(六)呼吸功能训练

指导患者正确进行缩唇呼吸和腹式呼吸训练。

1.缩唇呼吸

呼气时,将口唇缩成吹笛子状,气体经缩窄的口唇缓慢呼出,可以提高支气管内压,防止呼气时小气道过早陷闭,有助于肺泡气体排出。

2.腹式呼吸

患者可取立位、平卧位、半卧位,两手分别放于前胸部和上腹部。用鼻缓慢吸气,膈肌最大程度下降,腹部松弛,腹部凸出,手感到腹部向上抬起;经口呼气,吸气时腹肌收缩,膈肌松弛,膈肌别的腹部腔内压增加而上抬,推动肺部气体排出,手感到下降。

3.缩唇呼气和腹式呼吸训练

每天训练 3～4 次,每次重复 8～10 次。

(七)保持呼吸道通畅

(1)痰多黏稠、难以咳出的患者需要多饮水,达到稀释痰液的目的。

(2)遵医嘱每天进行氧气或超声雾化吸入。

(3)护士或家属协助给予胸部叩击和体位引流。

(4)指导有效咳嗽:尽可能加深吸气,以增加或达到必要的吸气容量;吸气后要有短暂的闭气,使气体在肺内得到最大的分布,稍后关闭声门,可进一步增强气道中的压力,而后增加胸膜腔内压，即增高肺泡内压力，这是使呼气时产生高气流的重要措施；最后开放声门，肺内冲出的高速气流，使分泌物从口中喷出。

(5)必要时给予机械吸痰或纤维支气管镜吸痰。

(八)健康指导

1.疾病预防指导

戒烟是预防 COPD 的重要措施，避免粉尘和刺激性气体的吸入；避免和呼吸道感染患者接触，在呼吸道传染病流行期间，尽量避免去人群密集的公共场所；指导患者根据气候变化，及时增减衣物，避免受凉感冒。制订个体化锻炼计划：增强体质，按患者情况坚持全身有氧运动；坚持腹式呼吸及缩唇呼气训练。

2.饮食指导

重视缓解期营养摄入，改善营养状况，建议制订高热量、高蛋白、高维生素饮食计划。

3.家庭氧疗的指导

护士应指导患者和家属做到：①了解氧疗的目的、必要性及注意事项。②注意安全：供氧装置周围严禁烟火，防止氧气燃烧爆炸。③氧疗装置定期更换、清洁、消毒。

4.就诊指标

(1)患者咳嗽、咳痰症状加重。

(2)原有的喘息症状加重，或出现呼吸困难伴或不伴皮肤、口唇、甲床发绀。

(3)咳出脓性或黏液脓性痰，伴发热。

(4)突发明显的胸痛，咳嗽时明显加重。

(5)出现下垂部位水肿(如下肢)等。

五、护理效果评估

(1)患者自觉症状好转(咳嗽、咳痰、呼吸困难减轻)。

(2)患者体温降至正常，生命体征稳定。

(3)患者学会缩唇呼吸与腹式呼吸，学会有效咳嗽。

(4)患者能独立操作 3 种常用支气管扩张剂气雾剂的使用方法和注意事项。

(5)患者能掌握家属氧疗的方法与使用注意事项。

(6)患者情绪稳定。

第五章　心内科疾病护理

第一节　心肌炎护理

一、概述

心肌炎是心肌的炎症性疾病。最常见病因为病毒感染，此外，细菌、真菌、螺旋体、立克次体、原虫、蠕虫等感染也可引起心肌炎，但相对少见。肺感染性心肌炎的病因包括药物、毒物、放射、结缔组织病、血管炎、巨细胞心肌炎、结节病等。起病急缓不定，少数呈暴发性导致急性泵衰竭或猝死。病程多有自限性，但也可进展为扩张型心肌病。

本节重点叙述病毒性心肌炎。病毒性心肌炎指嗜心肌性病毒感染引起的，以心肌非特异性间质性炎症为主要病变的心肌炎。病毒性心肌炎包括无症状的心肌局灶性炎症和心肌弥散性炎症所致的重症心肌炎。

二、护理评估

（一）一般评估

了解患者有无上呼吸道、肠道或其他感染史，测量体温、脉搏、呼吸、血压，观察尿量及水肿情况。

（二）身体评估

1.测量心界

轻者心脏不扩大，或有暂时性扩大，不久即可恢复。心脏扩大显著反映心肌炎广泛而严重。

2.测量心率

心率增速与体温不相称，或心率异常缓慢，均为心肌炎的可疑征象。

3.听诊

(1)心尖区 S1 可减弱或分裂。心音呈胎心样。心包摩擦音的出现提示有心包炎存在。

(2)杂音：心尖区可能有收缩期吹风样杂音或舒张期杂音，前者为发热、贫血、心腔扩大所致，后者因左心室扩大造成的相对性二尖瓣狭窄。杂音响度都不超过 3 级，心肌炎好转后即消失。

(3)心律失常：极常见，各种心律失常都可出现，以房性与室性早搏最常见，其次为房室传导阻滞，此外，心房颤动、病态窦房结综合征均可出现。心律失常是造成猝死的原因之一。

4.心力衰竭

重症弥散性心肌炎患者可出现急性心力衰竭，也称心肌泵血功能衰竭，左右心同时发生衰竭，引起心排血量过低，故除一般心力衰竭表现外，易合并心源性休克。

（三）心理、社会评估

患者的焦虑、紧张程度，能否积极配合治疗，患者及家属是否存在不了解介入或手术治疗效果而产生较大的心理压力。

三、主要护理诊断、问题

(1)活动耐力差：与心肌受损、心律失常有关。

(2)体温过高：与心肌炎症有关。

(3)焦虑：与病情加重担心疾病预后有关。

(4)潜在并发症：有心律失常、心力衰竭等。

四、护理措施

（一）休息与活动

为患者提供一个安静、舒适的环境，急性期需卧床休息2～3个月，直到状态消失，血清心肌酶、心电图等恢复正常，方可逐渐增加活动量。若出现心律失常，应延长卧床时间。心脏扩大或出现心力衰竭者应卧床休息半年，恢复期仍适当限制活动3～6个月。

（二）饮食

给予高热量、高蛋白、高维生素饮食，易消化的饮食，多吃新鲜蔬菜和水果，促进心肌细胞恢复。注意进食不宜过饱，禁食咖啡、浓茶及其他刺激性食物，心力衰竭者限制钠盐摄入，忌烟酒。保持排便通畅，必要时给予缓泻剂，避免因便秘而加重心脏负担。

（三）病情观察

密切监测生命体征，包括体温、脉搏、呼吸、血压。注意心率及心律的改变，观察有无频发室性早搏、短暂室性心动过速、房室传导阻滞；注意有无胸闷、呼吸困难、颈静脉怒张等表现；有无咯血、肺部啰音及肺水肿等。当患者出现呼吸困难、发绀，咳粉红色泡沫状痰，双肺布满干湿啰音，提示出现急性肺水肿。

（四）用药指导

病毒性心肌炎患者可发生心力衰竭，对于应用洋地黄的患者应特别注意其毒性反应，因为心肌炎时心肌细胞对洋地黄的耐受性差。使用糖皮质激素时，注意遵医嘱用量，不可随意增加或减少剂量，更不可随意停药或延长服用时间。

（五）心理护理

向患者耐心解释卧床休息的必要性，解释病情和治疗方案，告诉患者不良情绪会加重心脏负荷，给予心理安慰，解除患者的焦虑、恐惧心理，减轻心理压力，避免环境和精神刺激，防止情绪激动，主动配合治疗，早日康复。

(六)健康教育

1.疾病知识指导

急性心肌炎患者出院后需继续休息 3～6 个月。严重心肌炎伴心界扩大者,应休息 6～12 个月,直到症状消失。

2.饮食指导

应进食高蛋白、高维生素、清淡易消化饮食。注意补充富含维生素 C 的新鲜蔬菜、水果,戒烟酒及刺激性食物,促进心肌代谢与修复。

3.生活与运动指导

定时排便预防便秘,排便时不宜用力、屏气等。无并发症者鼓励患者适当锻炼身体以增强机体抵抗力。

4.自我检测指导

教会患者及家属测脉率、节律,发现异常随时就诊。坚持药物治疗,定期随访。

5.及时就诊的指标

(1)发现脉率、节律异常,或有胸闷、心悸等症状时。

(2)发生昏厥、血压明显降低时。

五、护理效果评估

(1)患者掌握限制最大活动量的指征,能参与制订并实施活动计划,掌握自我监测活动中脉搏和活动过量症状的方法。

(2)患者能控制情绪,心理状态稳定。

(3)患者未发生猝死或发生致命性心律失常时能得到及时发现和处理。

第二节　急性心肌梗死护理

急性心肌梗死(acute myocardial infarction,AMI)是急性心肌缺血性坏死。是在冠状动脉病变的基础上,发生冠状动脉血供急剧减少或中断,使相应的心肌发生严重而持久地急性缺血,通常是在冠状动脉样硬化病变的基础上形成血栓所致。非动脉粥样硬化所导致的心肌梗死可由感染性心内膜炎、血栓脱落、主动脉夹层形成、动脉炎等引起。本病在欧美常见,20 世纪 50 年代美国本病病死率＞300/10 万人口,20 世纪 70 年代以后降到＜200/10 万人口。美国 35～84 岁人群中年发病率男性为 71%,女性为 22%;每年约有 80 万人发生心肌梗死,45 万人再梗死。在我国本病远不如欧美多见,20 世纪 70 年代和 80 年代北京、河北、哈尔滨、黑龙江、上海、广州等省市年发病率仅 0.2%～0.6%,其中以华北地区最高。

一、护理评估

（一）病史

发病前常有明显诱因，如精神紧张、情绪激动、过度体力活动、饱餐、高脂饮食、糖尿病未控制、感染、手术、大出血、休克等。少数在睡眠中发病，约有半数以上的患者过去有高血压及心绞痛史。部分患者则无明确病史及先兆表现，首次发展即是急性心肌梗死。

（二）身体状况

1.先兆

约半数以上患者在梗死前数日至数周，有乏力、胸部不适、活动时心悸、气急、心绞痛等，最突出为心绞痛发作频繁，持续时间较长，疼痛较剧烈，甚至伴恶心、呕吐、大汗、心动过缓，硝酸甘油疗效差等，特称为梗前先兆。应警惕近期内发生心肌梗死的可能，要及时住院治疗。

2.症状

急性心肌梗死的临床表现与梗死的大小、部位、发展速度及原来心脏的功能情况等有关。

（1）疼痛：是最常见的起始症状。典型的疼痛部位和性质与心绞痛相似，但疼痛更剧烈，诱因多不明显，持续时间较长，多在 30 min 以上，也可达数小时或更长，休息和含服硝酸甘油多不能缓解。患者常烦躁不安、出汗、恐惧，或有濒死感。老年人、糖尿病患者以及脱水、休克患者常无疼痛。少数患者以休克、急性心力衰竭、突然晕厥为始发症状。部分患者疼痛位于上腹部，或者疼痛放射至下颌、颈部、背部上方，易被误诊，应与相关疾病鉴别。

（2）全身症状：有发热和心动过速等。发热由坏死物质吸收所引起，一般在疼痛后 24～48 h 出现，体温一般在 38℃左右，持续约 1 周。

（3）胃肠道症状：常伴有恶心、呕吐、肠胀气和消化不良，特别是下后壁梗死者，重症者可发生呃逆。

（4）心律失常：见于 75%～95%的患者，以发病 24 h 内最多见，可伴心悸、乏力、头晕、晕厥等症状。其中以室性心律失常居多，可出现室性期前收缩、室性心动过速、心室颤动或加速性心室自主心律。如心电图出现频发的、成对的、多源的和 R 落在 T 的室性期前收缩，或室性心动过速，常为心室颤动的先兆，室颤是急性心肌梗死早期主要的死因。室上性心律失常则较少，多发生在心力衰竭者中。缓慢型心律失常中以房室传导阻滞最为常见，束支传导阻滞和窦性心动过缓也较多见。

（5）低血压和休克：见于 20%～30%的患者。疼痛期的血压下降未必是休克。如疼痛缓解后收缩压仍低于 10.7 kPa（80 mmHg），伴有烦躁不安、面色苍白、皮肤湿冷、大汗淋漓、脉细而快、少尿、精神迟钝、甚或昏迷者，则为休克表现。休克多在起病后数小时至 1 周内发生，主要是心源性，为心肌收缩力减弱、心排出量急剧下降所致，尚有血容量不足、严重心律失常、周围血管舒缩功能障碍和酸中毒等因素参与。

（6）心力衰竭：主要为急性左心衰竭。可在发病最初的几天内发生，或在疼痛、休克好转阶段出现。是因为心肌梗死后心脏收缩力显著减弱或不协调所致。患者可突然出现呼吸困难、咳泡沫样痰、发绀等，严重时可发生急性肺水肿，继而出现全心衰竭。

3.体征

(1)一般情况:患者常呈焦虑不安或恐惧,手抚胸部,面色苍白,皮肤潮湿,呼吸增快;如左心功能不全时呼吸困难,常采半卧位或咯粉红色泡沫样痰;发生休克时四肢厥冷,皮肤有蓝色斑纹。多数患者于发病第2天体温升高,一般在38℃左右,1周内退至正常。

(2)心脏:心脏浊音界可轻至中度增大;心率增快或减慢;可有各种心律失常;心尖部第一心音常减弱,可出现第三或第四音奔马律;一般听不到心脏杂音,乳头肌功能不全(二尖瓣关闭不全)或腱索断裂时心尖部可听到明显的收缩期杂音;室间隔穿孔时,胸骨左缘可闻及响亮的全收缩期杂音;发生严重的左心衰竭时,心尖部也可闻及收缩期杂音;1%～20%的患者可在发病1～3天内出现心包摩擦音,持续数天,少数可持续1周以上。

(3)肺部:发病早期肺底可闻及少数湿啰音,常在1～2天内消失,啰音持续存在或增多常提示左心衰竭。

(三)实验室及其他检查

1.心电图

心电图可起到定性、定位、定期的作用。

(1)透壁性心肌梗死典型改变是:心电图出现异常、持久的Q波或QS波。损伤型ST段的抬高,弓背向上与T波融合形成单向曲线,起病数小时之后出现,数日至数周回到基线。

(2)T波改变:起病数小时内异常增高,数日至2周左右变为平坦,继而倒置。但有5%～15%病例心电图表现不典型,其原因有小灶梗死,多处或对应性梗死,再发梗死,心内膜下梗死以及伴室内传导阻滞,心室肥厚或预激综合征等。以上情况可不出现坏死性Q波,只表现为QRS波群高度、ST段、T波的动态改变。另外,右心肌梗死、正后壁和局限性高侧壁心肌梗死,常规导联中不显示梗死图形,应加做特殊导联以明确诊断。

2.心向量图

当心电图不能肯定诊断为心肌梗死时,往往可通过心向量图得到证实。

3.超声心动图

超声心动图并不用来诊断急性心肌梗死,但对探查心肌梗死的各种并发症极有价值,尤其是室间隔穿孔破裂,乳头肌或腱索断裂或功能不全造成的二尖瓣关闭不全、脱垂、室壁瘤和心包积液。

4.放射性核素检查

放射性核素心肌显影及心室造影^{99m}Tc及^{131}I等形成热点成像或^{201}TI、^{42}K等冷点成像可判断梗死的部位和范围。用门电路控制γ闪烁照相法进行放射性核素血池显像,可观察壁动作及测定心室功能。

5.心室晚电位

心肌梗死时心室晚电位阳性率28%～58%,其出现不似陈旧性心肌梗死稳定,但与室速、室颤有关,阳性者应进行心电监护及予以有效治疗。

6.磁共振成像(MRI技术)

MRI技术易获得清晰的空间隔像,故对发现间隔段运动障碍、间隔心肌梗死并发症较其他方法优越。

7.实验室检查

血常规：白细胞计数上升，达(10～20)×10^9/L，中性粒细胞增至75%～90%。红细胞沉降率：增快，可持续1～3周。血清酶学检查：心肌细胞内含有大量的酶，受损时这些酶进入血液，测定血中心肌酶谱对诊断及估计心肌损害程度有十分重要的价值。常用的有：①血清肌酸磷酸激酶(CPK)，发病4～6 h在血中出现，24 h达峰值，后很快下降，2～3天消失。②乳酸脱氢酶(LDH)，在起病8～10 h后升高，达到高峰时间在2～3天，持续1～2周恢复正常。其中CPK的同工酶CPK-MB和LDH的同工酶CDH，诊断的特异性最高，其增高程度还能更准确地反映梗死的范围。肌红蛋白测定：血清肌红蛋白升高出现时间比CPK略早，约在4 h左右，多数24 h即恢复正常；尿肌红蛋白在发病后5～40 h开始排泄，持续时间平均达83 h。

二、护理目标

(1)患者疼痛减轻。

(2)患者能遵医嘱服药，认识到治疗的重要性。

(3)患者的活动量增加、心率正常。

(4)生命体征维持在正常范围。

(5)患者看起来放松。

三、护理措施

(一)一般护理

(1)安置患者于冠心病监护病房(CCU)，连续监测心电图、血压、呼吸5～7天，对行漂浮导管检查者做好相应护理，询问患者有无心悸、胸闷、胸痛、气短、乏力、头晕等不适。

(2)病室保持安静、舒适，限制探视，有计划地护理患者，减少对患者的干扰，保证患者充足的休息和睡眠时间，防止任何不良刺激。据病情安置患者于半卧位或平卧位。第1～3天绝对卧床休息，翻身、进食、洗漱、排便等均由护理人员帮助料理；第4～6天可在床上活动肢体，无并发症者可在床上坐起，逐渐过渡到坐在床边或椅子上，每次20 min，每日3～5次，鼓励患者深呼吸；第1～2周后开始在室内走动，逐步过渡到室外行走；第3～4周可试着上下楼梯或出院。病情严重或有并发症者应适当延长卧床时间。

(3)介绍本病相关知识和监护室的环境。关心、尊重、鼓励、安慰患者，以和善的态度回答患者提出的问题，帮助其树立战胜疾病的信心。

(4)给予低钠、低脂、低胆固醇、无刺激、易消化的饮食，少量多餐，避免进食过饱。

(5)心肌梗死患者由于卧床休息、消化功能减退、哌替啶或吗啡等止痛药物的应用，使胃肠功能和膀胱收缩无力抑制，易发生便秘和尿潴留。应予以足够的重视，酌情给予轻泻剂，嘱患者排便时勿屏气，避免增加心脏负担和导致附壁血栓脱落。排便不畅时宜加用开塞露，对于5天无大便者可保留灌肠或给低压盐水灌肠。对排尿不畅者，可采用物理或诱导法，协助排尿，必要时行导尿。

(6)吸氧：氧治疗可提高改善低氧血症，有利于心肌梗死的康复。急性期给患者高流量吸氧，持续48 h。氧流量在每分钟3～5 L，病情变化可延长吸氧时间。待疼痛减轻，休克解除，可减低氧流量。注意鼻导管的通畅，24 h 更换 1 次。如果合并急性左心衰竭，出现重度低氧血症时。病死率较高，可采用加压吸氧或酒精除泡沫吸氧。

(7)防止血栓性静脉炎或深部静脉血栓形成：血栓性静脉炎表现为受累静脉局部红、肿、痛，可延伸呈条索状，多因反复静脉穿刺输液和多种药物输注所致。所以行静脉穿刺时应严格无菌操作，患者感觉输液局部皮肤疼痛或红肿，应及时更换穿刺部位，并予以热敷或理疗。下肢静脉血栓形成一般在血栓较大引起阻塞时才出现患肢肤色改变，皮肤温度升高和凹陷性水肿。应注意每日协助患者做被动下肢活动 2～3 次，注意下肢皮肤温度和颜色的变化避免选用下肢静脉输液。

(二)病情观察与护理

急性心肌梗死系危重疾病，应早期发现危及生命的先兆表现，如能得到及时处理，可使病情转危为安。故需严密观察以下情况。

1.血压

始发病时应 0.5～1 h 测量一次血压，随血压恢复情况逐步减少测量次数为每日 4～6 次，基本稳定后每日 1～2 次。若收缩压在 12 kPa(90 mmHg)以下，脉压减小，且音调低落，要注意患者的神志状态、脉搏、面色、皮肤色泽及尿量等，是否有心源性休克的发生。此时，在通知医生的同时，对休克者采取抗休克措施，如补充血容量，应用升压药、血管扩张剂以及纠正酸中毒，避免脑缺氧，保护肾功能等。有条件者应准备好中心静脉压测定装置或漂浮导管测定肺微血管楔嵌压设备，以正确应用输液量及调节液体滴速。

2.心率、心律

在冠心病监护病房(CCU)进行连续的心电、呼吸监测，在心电监测示波屏上，应注意观察心率及心律变化。及时检出可能作为恶性心动过速先兆的任何室性期前收缩，以及室颤或完全性房室传导阻滞，严重的窦性心动过缓，房性心律失常等，如发现室性早搏为：①每分钟 5 次以上；②呈二、三联律；③多源性早搏；④室性早搏的 R 波落在前一次主搏的 T 波之上，均为转变阵发性室性心动过速及心室颤动的先兆，易造成心搏骤停。遇有上述情况，在立即通知医生的同时，需应用相应的抗心律失常药物，并准备好除颤器和人工心脏起搏器，协同医生抢救处理。

3.胸痛

急性心肌梗死患者常伴有持续剧烈的胸痛，因此，应注意观察患者的胸痛程度，因剧烈胸痛可导致低血压，加重心肌缺氧，扩大梗死面积，引起心力衰竭、休克及心律失常。常用的止痛剂有罂粟碱肌肉注射或静脉滴注，硝酸甘油 0.6 mg 含服，疼痛较重者可用哌替啶。在护理中应注意可能出现的药物不良反应，同时注意观察血压、尿量及一般状态，确保用药的安全。

4.呼吸急促

注意观察患者的呼吸状态，对有呼吸急促的患者应注意观察血压，皮肤黏膜的血循环情况，肺部体征的变化以及血流动力学和尿量的变化。发现患者有呼吸急促，不能平卧，烦躁不安，咳嗽，咯泡沫样血痰时，立即取半坐位，给予吸氧，准备好快速强心、利尿剂，配合医生按急性心力衰竭处理。

5.体温

急性心肌梗死患者可有低热，体温在 37～38.5℃，多持续 3 天左右。如体温持续升高，1 周后仍不下降，应疑有继发肺部或其他部位感染，及时向医生报告。

6.意识变化

如发现患者意识恍惚，烦躁不安，应注意观察血流动力学及尿量的变化。警惕心源性休克的发生。

7.器官栓塞

在急性心肌梗死第1周、第2周内，注意观察组织或脏器有无发生栓塞现象。因左心室内附壁血栓可脱落，而引起脑、肾、四肢、肠系膜等动脉栓塞，应及时向医生报告。

8.心室膨胀瘤

在心肌梗死恢复过程中，心电图表现虽有好转，但患者仍有顽固性心力衰竭或心绞痛发作，应疑有心室膨胀瘤的发生。这是由于在心肌梗死区愈合过程中，心肌被结缔组织替代，成为无收缩力的薄弱纤维瘢痕区。该区内受心腔内的压力而向外呈囊状膨出，造成心室膨胀瘤。应配合医生进行X线检查以确诊。

第三节　感染性心内膜炎护理

感染性心内膜炎是指病原微生物经血液直接侵犯心内膜、瓣膜或大动脉内膜而引起的感染性炎症，常伴赘生物形成。根据病情和病程，分为急性感染性心内膜炎和亚急性感染性心内膜炎，其中以亚急性心内膜炎较多见。根据瓣膜类型可分为自体瓣膜心内膜炎、人工瓣膜心内膜炎和静脉药瘾者的心内膜炎。

一、护理评估

(一)致病因素

急性感染性心内膜炎发病机制尚不清楚，常累及正常瓣膜，病原菌来自皮肤、肌肉、骨骼或肺等部位的活动感染灶；而亚急性病例至少占2/3以上，主要发生于器质性心脏病基础上，其中以风湿性心脏病的二尖瓣关闭不全和主动脉瓣关闭不全最常见，其次是先天性心脏病的室间隔缺损、法洛四联症等。

1.病原体

亚急性感染性心内膜炎致病菌以草绿色链球菌为主，而急性感染性心内膜炎则以金黄色葡萄球菌最常见；其他病原微生物有肠球菌、表皮葡萄球菌、溶血性链球菌、大肠埃希菌、真菌及立克次体等。

2.感染途径

可因上呼吸道感染、咽峡炎、扁桃体炎及扁桃体切除术、拔牙、流产、导尿、泌尿道器械检查及心脏手术等途径侵入血流。静脉药瘾者，通过静脉将皮肤致病性微生物带入血流而感染心内膜。

3.发病机制

由于心脏瓣膜原有病变或先天性血管畸形的存在，异常的高速血流冲击心脏或大血管内膜，导致内膜损伤，有利于血小板、纤维蛋白及病原微生物在该部位聚集和沉积，形成赘生物和心内膜炎症。

（二）身体状况

1.症状和体征

(1)发热：是最常见的症状。亚急性者多低于39℃，呈弛张热，可有乏力、食欲缺乏、体重减轻等非特异性症状，头痛、背痛和肌肉关节痛常见。急性者有高热寒战，突发心力衰竭者较为常见。

(2)心脏杂音：绝大多数患者可闻及心脏杂音，可由基础心脏病和(或)心内膜炎导致瓣膜损害所致。急性者比亚急性更易出现杂音强度和性质的变化，或出现新的杂音。

(3)周围血管体征：系细菌性微栓塞和免疫介导系统激活引起的微血管炎所致，多为非特异性。①瘀点，以锁骨以上皮肤、口腔黏膜和睑结膜最常见。②指(趾)甲下线状出血。③奥斯勒(Osler)结节，为指和趾垫出现的豌豆大的红或紫色痛性结节。④詹韦(Janeway)损害，是位于手掌或足底直径1～4 cm无压痛出血红斑。⑤罗特(Roth)斑，为视网膜的卵圆形出血斑，其中心呈白色。

(4)动脉栓塞：赘生物引起动脉栓塞占20%～30%，栓塞可发生在机体的任何部位，如脑栓塞、脾栓塞、肾栓塞、肠系膜动脉栓塞、四肢动脉栓塞和肺栓塞等，并出现相应的临床表现。

(5)其他：出现轻、中度贫血，病程超过6周者有脾大。

2.并发症

可出现心力衰竭、细菌性动脉瘤、迁移性脓肿、神经系统受累及肾脏受累的表现。

（三）心理、社会状况

由于症状逐渐加重，患者表现烦躁、焦虑；当病情进展且疗效不佳时，往往出现精神紧张、悲观、绝望等心理反应。

（四）实验室及其他检查

1.血液检查

亚急性心内膜炎多呈进行性贫血；白细胞计数正常或升高、血沉增快；50%以上的患者血清类风湿因子阳性。

2.尿液检查

常有镜下血尿和轻度蛋白尿，肉眼血尿提示肾梗死。

3.血培养

血培养是诊断感染性心内膜炎的最重要方法，血培养阳性是诊断本病最直接的证据，药物敏感试验可为治疗提供依据。

4.超声心动图

超声心动图可探测赘生物，观察瓣叶、瓣环、室间隔及心肌脓肿等。

二、护理诊断及医护合作性问题

(1)体温过高：与感染有关。

(2)营养失调，低于机体需要量，与食欲下降、长期发热导致机体消耗过多有关。

(3)焦虑：与发热、病程长或病情反复有关。

(4)潜在并发症：栓塞、心力衰竭。

三、治疗及护理措施

(一)治疗要点

1.抗生素治疗

(1)治疗原则:①早期用药;②选用敏感的杀菌药;③剂量充足,疗程长;④联合用药;⑤以静脉给药为主。

(2)常用药物:首选青霉素。本病大多数致病菌对其敏感,且青霉素毒性小,常用剂量为2 000万~4 000万U/d,青霉素过敏者可用万古霉素;青霉素与氨基糖苷类抗生素如链霉素、庆大霉素、阿米卡星等联合应用可以增加杀菌能力。也可根据细菌培养结果和药物敏感试验针对性选择抗生素。

(3)治愈标准:①自觉症状消失,体温恢复正常;②脾脏缩小;③未再见出血点和栓塞;④抗生素治疗结束后的第1周、第2周、第6周分别做血培养阴性。

2.对症治疗

加强营养,纠正贫血,积极治疗各种并发症等。

3.手术治疗

如对抗生素治疗无效,有严重心内并发症者应考虑手术治疗。

(二)护理措施

1.病情观察

密切观察患者的体温变化情况,每4~6 h测量体温1次并记录;注意观察皮肤瘀点、甲床下出血、Osler结节、Janeway结节等皮肤黏膜病损及消退情况;观察有无脑、肾、脾、肺、冠状动脉、肠系膜动脉及肢体动脉栓塞,一旦发现立即报告医生并协助处理。

2.生活护理

根据患者病情适当调节活动,严重者避免剧烈运动和情绪激动;饮食宜选择高热量、高蛋白、高维生素、低胆固醇、清淡、易消化的半流食或软食,以补充发热引起的机体消耗;有心力衰竭者按心力衰竭患者饮食进行指导。

3.药物治疗护理

长期、大剂量静脉应用抗生素时,应严格遵医嘱用药,以确保维持有效的血液浓度。注意保护静脉,避免多次穿刺增加患者的痛苦,同时用药过程中,注意观察药物疗效及毒性反应。

4.发热的护理

高热患者给予物理降温,如冰袋、温水擦浴等,及时记录体温变化。患者出汗多要及时更换衣服,以增加舒适感,鼓励患者多饮水,同时做好口腔护理。

5.正确采集血培养标本

告知患者暂时停用抗生素和反复多次采集血培养的必要性,以取得患者的理解与配合。

(1)对未经治疗的亚急性患者,应在第1天间隔1 h采血1次,共3次;如次日未见细菌生长,重复采血3次后,开始抗生素治疗。

(2)已用抗生素者,停药2~7天后采血。

(3)急性患者应在入院后立即安排采血,在3 h内每隔1 h采血1次,共取3次血标本后,按医嘱开始治疗。

(4)本病的菌血症为持续性,无须在体温升高时采血。

(5)每次采血 10～20 mL,同时做需氧和厌氧菌培养。

6.心理护理

关心患者,耐心解释治疗目的与意义,避免精神紧张,积极配合治疗与护理。

7.健康指导

嘱患者平时注意保暖、避免感冒、增强机体抵抗力;避免挤压痤疮等感染病灶,减少病原体入侵的机会;叮嘱患者自我监测病情变化,如有异常及时就医。

第四节　心律失常护理

正常心律起源于窦房结,并沿正常房室传导系统顺序激动心房和心室,成人频率为 60～100 次/分,节律基本规则。心律失常是指心脏冲动的起源、频率、节律、传导速度和传导顺序等异常。

一、分类

心律失常按其发生机制分为冲动形成异常和冲动传导异常 2 大类。

(一)冲动形成异常

1.窦性心律失常

(1)窦性心动过速

(2)窦性心动过缓

(3)窦性心律不齐

(4)窦性停搏

2.异位心律

(1)主动型异位心律:①期前收缩(房性、房室交界区性、室性)。②阵发性心动过速(房性、房室交界区性、室性)。③心房扑动、心房颤动。④心室扑动、心室颤动。

(2)被动型异位心律:①逸搏(房性、房室交界区性、室性)。②逸搏心律(房性、房室交界区性、室性)。

(二)冲动传导异常

(1)生理性:干扰及房室分离。

(2)病理性:①窦房传导阻滞。②房内传导阻滞。③房室传导阻滞。④室内传导阻滞(左、右束支及左束支分支传导阻滞)。

(3)房室间传导途径异常:预激综合征。

此外,临床上依据心律失常发作时心率的快慢分为快速性心律失常和缓慢性心律失常。

二、病因及发病机制

（一）生理因素

健康人均可发生心律失常，特别是窦性心律失常和期前收缩等，情绪激动、精神紧张、过度疲劳、大量吸烟、饮酒、喝浓茶或咖啡等常为诱发因素。

（二）器质性心脏病

各种器质性心脏病是引发心律失常的最常见原因，以冠心病、心肌病、心肌炎、风湿性心脏病多见，尤其发生心力衰竭或心肌梗死时。

（三）非心源性疾病

除了心脏病外，其他系统的严重疾病，均可引发心律失常，如急性脑血管病、甲状腺功能亢进、慢性阻塞性肺疾病等。

（四）其他

电解质紊乱（低钾血症、低钙血症、高钾血症等）、药物作用（洋地黄、肾上腺素等）、心脏手术或心导管检查、中暑、电击伤等均可引发心律失常。

心律失常发生的基本原理是由于多种原因引起心肌细胞的自律性、兴奋性、传导性改变，导致心脏冲动形成异常、冲动传导异常，或两者兼而有之。

三、诊断要点

通过病史、体征可以做出初步判定。确定心律失常的类型主要依靠心电图，某些心律失常尚需做心电生理检查。

（一）病史

心律失常的诊断应从详尽采集病史入手，嘱患者客观描述发生心悸等症状时的感受。症状的严重程度取决于心律失常对血流动力学的影响，轻者可无症状或仅出现心悸、头晕；严重者可诱发心绞痛、心力衰竭、晕厥甚至猝死，增加心血管病死亡的危险。

（二）体格检查

体格检查包括心脏视诊、触诊、叩诊、听诊的全面检查，并注意检查患者的神志、血压、脉搏频率及节律。

（三）辅助检查

心电图是诊断心律失常最重要的一项无创性检查技术。应记录多导联心电图，并记录能清楚显示 P 波导联的心电图长条以备分析，通常选择Ⅱ或 V_1 导联。其他辅助诊断的检查还有动态心电图、运动试验和食管心电图等。临床心电生理检查，如食管心房调搏检查、心室内心电生理检查对明确心律失常的发病机制、治疗、预后均有很大帮助。

四、各种心律失常的概念、临床意义及心电图特点

（一）窦性心律失常

正常心脏起搏点位于窦房结，由窦房结发出冲动引起的心律称窦性心律，成人频率为 60～100 次/分。正常窦性心律的心电图特点为：①P 波在Ⅰ、Ⅱ、aVF 导联直立，aVR 导联倒置；

②PR 间期 0.12～0.20 s；③PP 间期之差＜0.12 s。窦性心律的频率可因年龄、性别、体力活动等不同有显著差异。

1.窦性心动过速

(1)成人窦性心律的频率超过 100 次/分，称为窦性心动过速，其心率的增快和减慢是逐渐改变的。

(2)心电图为窦性心律，PP 间期＜0.60 s，成人频率大多在 100～180 次/分。

(3)窦性心动过速一般不需特殊治疗。治疗主要针对原发病去除诱因，必要时可应用β受体阻滞剂(如普萘洛尔)或镇静剂(如地西泮)。

2.窦性心动过缓

(1)成人窦性心律的频率低于 60 次/分，称为窦性心动过缓。

(2)心电图特点为窦性心律，PP 间期＞1.0 s。常伴窦性心律不齐，即 PP 间期之差＞0.12 s。

(3)无症状的窦性心动过缓通常无须治疗。因心率过慢出现头晕、乏力等心排出量不足症状时，可用阿托品、异丙肾上腺素等药物，必要时需行心脏起搏治疗。

3.窦性停搏

(1)窦性停搏是指窦房结冲动形成暂停或中断，导致心房及心室活动相应暂停的现象，又称窦性静止。

(2)心电图特点为一个或多个 PP 间期显著延长，而长 PP 间期与窦性心律的基本 PP 间期之间无倍数关系，其后可出现交界性或室性逸搏或逸搏心律。

(3)窦性停搏可由迷走神经张力增高或洋地黄、胺碘酮、钾盐、乙酰胆碱等药物，高钾血症、心肌炎、心肌病、冠心病等引起。临床症状轻重不一，轻者无症状或偶尔出现心搏暂停，重者可发生阿-斯综合征甚至死亡。

4.病态窦房结综合征

(1)病态窦房结综合征(SSS)，简称病窦综合征。由窦房结及其邻近组织病变引起的窦房结起搏功能和(或)窦房结传导功能障碍，从而产生多种心律失常的综合表现。

(2)病窦综合征常见病因为冠心病、心肌病、心肌炎，亦可见于结缔组织病、代谢性疾病及家族性遗传性疾病等，少数病因不明。主要临床表现为心动过缓所致脑、心、肾等脏器供血不足症状，尤以脑供血不足症状为主。轻者表现为头晕、心悸、乏力、记忆力减退等，重者可发生短暂晕厥或阿-斯综合征。部分患者合并短阵室上性快速性心律失常发作(慢-快综合征)，进而可出现心悸、心绞痛或心力衰竭。

(3)心电图特点为：①持续而显著的窦性心动过缓(＜50 次/分)；②窦性停搏或(和)窦房传导阻滞；③窦房传导阻滞与房室传导阻滞并存；④心动过缓-心动过速综合征，又称慢-快综合征，是指心动过缓与房性快速性心律失常(如房性心动过速、心房扑动、心房颤动)交替发作，房室交界区性逸搏心律。

(4)积极治疗原发疾病。无症状者，不必给予治疗，仅定期随访观察；反复出现严重症状及心电图大于 3 s 长间歇者宜首选安装人工心脏起搏器。慢-快综合征应用起搏器治疗后，患者仍有心动过速发作，则可同时用药物控制快速性心律失常发作。

（二）期前收缩

期前收缩又称过早搏动，简称早搏，是指窦房结以外的异位起搏点发出的过早冲动引起的心脏搏动。根据异位起搏点的部位不同可分为房性、房室交界性和室性。早搏可偶发或频发，如每个窦性搏动后出现一个早搏，称为二联律；每两个窦性搏动后出现一个早搏，称三联律。在同一导联上如室性早搏的形态不同，称为多源性室性早搏。期前收缩可见于健康人，其发生与情绪激动、过度疲劳、过量饮酒或吸烟、饮浓茶或咖啡等有关。冠心病、急性心肌梗死、风湿性心瓣膜病、心肌病、心肌炎等各种心脏病常可引起。此外，药物毒性作用、电解质紊乱、心脏手术或心导管检查均可引起期前收缩。

1.临床意义

偶发的期前收缩一般无症状，部分患者可有漏跳的感觉。频发的期前收缩由于影响心排出量，可引起头痛、乏力、晕厥等；原有心脏病者可诱发或加重心绞痛或心力衰竭。听诊心律不规则，期前收缩的第一心音增强，第二心音减弱或消失。脉搏触诊可发现脉搏脱落。

2.心电图特点

(1)房性期前收缩：提前出现的房性异位 P′波，其形态与同导联窦性 P 波不同；P′R 间期＞0.12 s；P′波后的 QRS 波群有三种可能：①与窦性心律的 QRS 波群相同；②因室内差异性传导出现宽大畸形的 QRS 波群；③提前出现的 P′波后无 QRS 波群，称为未下传的房性期前收缩；多数为不完全性代偿间歇。

(2)房室交界区性期前收缩：提前出现的 QRS 波群，其形态与同导联窦性心律 QRS 波群相同，或因室内差异性传导而变形；逆行 P 波（Ⅰ、Ⅱ、aVF 导联倒置，aVR 导联直立）有三种可能：①P′波位于 QRS 波群之前，P′R 间期＜0.12 s；②P′波位于 QRS 波群之后，RP′间期＜0.20 s；③P′波埋于 QRS 波群中，QRS 波群之前后均看不见 P′波；多数为完全性代偿间期（即期前收缩前后窦性 P 波之间的时限等于 2 个窦性 PP 间期）。

(3)室性期前收缩：①提前出现的 QRS 波群宽大畸形，时限＞0.12 s；②QRS 波群前无相关的 P 波；③T 波方向与 QRS 波群主波方向相反；④多数为完全性代偿间歇。

3.治疗要点

(1)病因治疗：积极治疗原发病，解除诱因。如改善心肌供血，控制心肌炎症，纠正电解质紊乱，避免情绪激动或过度疲劳等。

(2)药物治疗：无明显自觉症状或偶发的期前收缩者，一般无需抗心律失常药物治疗，可酌情使用镇静剂，如地西泮等。如频繁发作，症状明显或有器质性心脏病者，必须积极治疗。根据期前收缩的类型选用不同的药物。房性期前收缩、交界性期前收缩可选用维拉帕米、普罗帕酮、莫雷帕酮或β受体阻滞剂等药物。室性期前收缩选用β受体阻滞剂、美西律、普罗帕酮、莫雷帕酮等药物。

(3)其他：急性心肌梗死早期发生的室性期前收缩可选用利多卡因；洋地黄中毒引起的室性期前收缩者首选苯妥英钠。

（三）阵发性心动过速

阵发性心动过速是一种阵发性快速而规律的异位心律，是由 3 个或 3 个以上连续发生的期前收缩形成，根据异位起搏点的部位不同可分为房性、房室交界性和室性阵发性心动过速。由于房性、房室交界性阵发性心动过速在临床上难以区别,故统称为阵发性室上性心动过速(PSVT)。阵发性室上性心动过速常见于无器质性心脏病者,其发作与体位改变、情绪激动、过度疲劳、烟酒过量等有关。阵发性室性心动过速多见于心肌病变广泛而严重的患者,如冠心病发生急性心肌梗死时;其次是心肌病、心肌炎、二尖瓣脱垂、心瓣膜病等。

1.临床意义

(1)阵发性室上性心动过速突然发作、突然终止,持续时间长短不一。发作时患者常有心悸、焦虑、紧张、乏力,甚至诱发心绞痛、心功能不全、晕厥或休克。症状轻重取决于发作时的心率、持续时间和有无心脏病变等。听诊,心律规则,心率 150～250 次/分,心尖部第一心音强度不变。

(2)阵发性室性心动过速症状轻重取决于室速发作的频率、持续时间、有无器质性心脏病及心功能状况。非持续性室速(发作时间<30 s)患者通常无症状或仅有心悸;持续性室速患者常伴明显血流动力学障碍与心肌缺血,可出现低血压、晕厥、心绞痛、休克或急性肺水肿。听诊心律略不规则,心率常在 100～250 次/分。如发生完全性房室分离,则第一心音强度不一致。

2.心电图特点

(1)阵发性室上性心动过速:①3 个或 3 个以上连续而迅速的室上性早搏,频率范围达 150～250 次/分,节律规则;②P 波不易分辨;③绝大多数患者 QRS 波群形态与时限正常。

(2)阵发性室性心动过速:①3 个或 3 个以上连续而迅速的室性早搏,频率范围达 100～250 次/分,节律较规则或稍有不齐;②QRS 波群形态畸形,时限>0.12 s,有继发 ST-T 改变;③如有 P 波,则 P 波与 QRS 波无关,且其频率比 QRS 频率缓慢;④常可见心室夺获与室性融合波。

3.治疗要点

(1)阵发性室上性心动过速。急性发作时治疗:①刺激迷走神经:可起到减慢心率、终止发作的作用。方法包括刺激悬雍垂诱发恶心、呕吐;深吸气后屏气,再用力做呼气动作(Valsalva 动作);颈动脉窦按摩等。上述方法可重复多次使用;②药物终止发作:当刺激迷走神经无效时,可采用维拉帕米或三磷酸腺苷(ATP)静脉注射。

预防复发:除避免诱因外,发作频繁者可选用地高辛、长效钙通道阻滞剂、长效普萘洛尔等药物。对于反复发作或药物治疗无效者,可考虑施行射频消融术。该方法具有安全、迅速、有效且能治愈心动过速的优点,可作为预防发作的首选方法。

(2)阵发性室性心动过速:由于室速多发生于器质性心脏病者,往往导致血流动力学障碍,甚至发展为室颤,应严密观察予以紧急处理,终止其发作。

一般遵循的原则是:无器质性心脏病者发生的非持续性室速,如无症状,无须进行治疗;持续性室速发作,无论有无器质性心脏病,均应给予治疗;有器质性心脏病的非持续性室速亦应考虑治疗。药物首选利多卡因,静脉注射 100 mg,有效后可予静脉滴注维持。其他药物,如普罗帕酮、胺碘酮也有疗效。如使用上述药物无法终止发作,且患者已出现低血压、休克、脑血流灌注不足等危险表现,应立即给予同步直流电复律。

(四)扑动与颤动

当自发性异位搏动的频率超过阵发性心动过速的范围时,形成扑动或颤动。根据异位起搏点的部位不同可分为心房扑动(简称房扑)与心房颤动(简称房颤);心室扑动(简称室扑)与心室颤动(简称室颤)。

房颤是成人非常常见的心律失常之一,远较房扑多见,二者发病率之比为 10∶1～20∶1,绝大多数见于各种器质性心脏病,其中以风湿性心瓣膜病最为常见。室扑与室颤是最严重的致命性心律失常,室扑多为室颤的前奏,而室颤则是导致心源性猝死的常见心律失常,也是心脏病或其他疾病临终前的表现。

1.临床意义

(1)心房扑动与心房颤动。房扑和房颤的症状取决于有无器质性心脏病、基础心功能状况以及心室率的快慢。如心室率不快且无器质性心脏病者可无症状;心室率快者可有心悸、胸闷、头晕、乏力等。房颤时心房有效收缩消失,心排出量减少 25%～30%,加之心室率增快,对血流动力学影响较大,导致心排出量、冠状循环及脑部供血明显减少,引起心力衰竭、心绞痛或晕厥;还易引起心房内附壁血栓的形成,部分血栓脱落可引起体循环动脉栓塞,以脑栓塞最常见。体检时房扑的心室律可规则或不规则。房颤时,听诊第一心音强弱不等,心室律绝对不规则;心室率较快时,脉搏短绌(脉率慢于心率)明显。

(2)心室扑动与心室颤动。室扑和室颤对血流动力学的影响均等于心室停搏,其临床表现无差别,二者具有下列特点:意识突然丧失,常伴有全身抽搐,持续时间长短不一;心音消失,脉搏触不到,血压测不出;呼吸不规则或停止;瞳孔散大,对光反射消失。

2.心电图特点

(1)心房扑动心电图特征:①P 波消失,代之以 250～350 次/分,间隔均匀,形状相似的锯齿状心房扑动波(F 波);②F 波与 QRS 波群成某种固定的比例,最常见的比例为 2∶1 房室传导,有时比例关系不固定,则引起心室律不规则;③QRS 波群形态一般正常,伴有室内差异性传导者 QRS 波群可增宽、变形。

(2)心房颤动心电图特征:①P 波消失,代之以大小不等、形态不一间期不等的心房颤动波(f 波),频率为 350～600 次/分;②RR 间期绝对不等;③QRS 波群形态通常正常,当心室率过快,发生室内差异性传导时,QRS 波群增宽、变形。

(3)心室扑动的心电图特点:P-QRS-T 波群消失,代之以 150～300 次/分波幅大而较规则的正弦波(室扑波)图形。

(4)心室颤动的心电图特点:P-QRS-T 波群消失,代之以形态、振幅与间隔绝对不规则的颤动波(室颤波),频率为 150～500 次/分。

3.治疗要点

(1)心房扑动和颤动:房扑或房颤伴有较快心室率时,可使用洋地黄类药物减慢心室率,以保持血流动力学的稳定,此法可以使有些房扑或房颤转为窦性心律。其他药物如维拉帕米、地尔硫卓等也能起到终止房扑、房颤的作用。对于持续性房颤的患者,符合条件者可采用药物如奎尼丁、胺碘酮等进行复律。无效时可使用电复律。

(2)心室扑动和颤动:室扑或室颤发生后,如果不迅速采取抢救措施,患者一般在 3～5 min 内死亡,因此必须争分夺秒、尽快恢复有效心律。一旦心电监测确定为心室扑动或颤动时,立即采用除颤器进行非同步直流电除颤,同时配合胸部按压及人工呼吸等心肺复苏术,并经静脉注射利多卡因以及其他复苏药物如肾上腺素等。

（五）房室传导阻滞

房室传导阻滞（AVB）是指冲动从心房传到心室的过程中，冲动传导的延迟或中断。根据病因不同，其阻滞部位可发生在房室结、房室束以及束支系统内，按阻滞程度可分为 3 类。常见于器质性心脏病，偶尔一度和二度Ⅰ型房室传导阻滞可见于健康人，与迷走神经张力过高有关。

1.临床意义

（1）一度房室传导阻滞：指传导时间延长（PR 间期延长）；患者多无自觉症状，听诊时第一心音可略为减弱。

（2）二度房室传导阻滞：指心房冲动部分不能传入心室（心搏脱漏）；心搏脱漏仅偶尔出现时，患者多无症状或偶有心悸，如心搏脱漏频繁心室率缓慢时，可有乏力、头晕甚至短暂晕厥；听诊有心音脱漏，触诊脉搏脱落，若为 2∶1 传导阻滞，则可听到慢而规则的心室率。

（3）三度房室传导阻滞：指心房冲动全部不能传入心室；患者症状取决于心室率的快慢，如心室率过慢，心排出量减少，导致心脑供血不足，可出现头晕、疲乏、心绞痛、心力衰竭等，如心室搏动停顿超过 15 s 可引起晕厥、抽搐，即阿-斯综合征发生，严重者可猝死；听诊心律慢而规则，心室率多为 35～50 次/分，第一心音强弱不等，间或闻及心房音及响亮清晰的第一心音（大炮音）。

2.心电图特点

（1）一度房室传导阻滞心电图特征：①PR 间期延长，成人＞0.20 s（老年人＞0.21 s）；②每个 P 波后均有 QRS 波群。

（2）二度房室传导阻滞：按心电图表现可分为Ⅰ型和Ⅱ型。

1）二度Ⅰ型房室传导阻滞心电图特征：①PR 间期在相继的心搏中逐渐延长，直至发生心室脱漏，脱漏后的第一个 PR 间期缩短，如此周而复始；②相邻的 RR 间期进行性缩短，直至 P 波后 QRS 波群脱漏；③心室脱漏造成的长 RR 间期小于 2 个 PP 间期之和。

2）二度Ⅱ型房室传导阻滞心电图特征：①PR 间期固定不变（可正常或延长）；②数个 P 波之后有一个 QRS 波群脱漏，形成 2∶1、3∶1、3∶2 等不同比例房室传导阻滞；③QRS 波群形态一般正常，亦可有异常。

如果二度Ⅱ型房室传导阻滞下传比例≥3∶1 时，称为高度房室传导阻滞。

（3）三度房室传导阻滞心电图特征：①P 波与 QRS 波群各有自己的规律，互不相关，呈完全性房室分离；②心房率＞心室率；③QRS 波群形态和时限取决于阻滞部位，如阻滞位于房室束及其附近，心室率 40～60 次/分，QRS 波群正常；④如阻滞部位在房室束分叉以下，心室率可在 40 次/分以下，QRS 波群宽大畸形。

3.治疗要点

（1）病因治疗：积极治疗引起房室传导阻滞的各种心脏病，纠正电解质紊乱，停用有关药物，解除迷走神经过高张力等。一度或二度Ⅰ型房室传导阻滞，心室率不太慢（＞50 次/分）且无症状者，仅需病因治疗，心律失常本身无须进行治疗。

（2）药物治疗：二度Ⅱ型或三度房室传导阻滞，心室率慢并影响血流动力学，应及时提高心室率以改善症状，防止发生阿-斯综合征。

常用药物有：①异丙肾上腺素持续静脉滴注，使心室率维持在 60～70 次/分，对急性心肌梗死患者要慎用;②阿托品静脉注射,适用于阻滞部位位于房室结的患者。

(3)人工心脏起搏治疗:对心室率低于 40 次/分,症状严重者,特别是曾发生过阿-斯综合征者,应首选安装人工心脏起搏器。

五、常见护理诊断

(1)活动无耐力:与心律失常导致的心排出量减少有关。

(2)焦虑:与心律失常致心跳不规则、停跳,反复发作以及治疗效果不佳有关。

(3)潜在并发症:心力衰竭、猝死。

六、护理措施

(一)一般护理

1.体位与休息

当心律失常发作患者出现胸闷、心悸、头晕等不适时,应采取高枕卧位、半卧位或其他舒适体位,尽量避免左侧卧位。有头晕、晕厥发作或曾有跌倒病史者应卧床休息,加强生活护理。

2.饮食护理

给予清淡、易消化、低脂和富于营养的饮食,少食多餐,避免刺激性饮料。有心力衰竭患者应限制钠盐摄入,对服用利尿剂者应鼓励多进食富含钾盐的食物,避免出现低钾血症而诱发心律失常。

(二)病情观察

(1)评估心律失常可能引起的临床症状,如心悸、乏力、胸闷、头晕、晕厥等,注意观察和询问这些症状的程度、持续时间以及给患者日常生活带来的影响。

(2)定期测量心率和心律,判断有无心动过速、心动过缓、期前收缩、房颤等心律失常发生。对于房颤患者,两名护士应同时测量患者心率和脉率 1 min,并记录,以观察脉搏短绌的变化发生情况。

(3)心电图检查是判断心律失常类型及检测心律失常病情变化的最重要的手段,护士应掌握心电图机的使用方法,在患者心律失常突然发作时及时描记心电图并表明日期和时间。行 24 h 动态心电图检查的患者,应嘱其保持平素的生活和活动,并记录症状出现的时间及当时所从事的活动,以利于发现病情及查找病因。

(4)对持续心电监测的患者,应注意观察是否出现心律失常及心律失常的类型、发作次数、持续时间、治疗效果等情况。当患者出现频发、多源性室性早搏、RonT 现象(T 波截断现象)、阵发性室性心动过速、二度Ⅱ型及三度房室传导阻滞时,应及时通知医生。

(三)用药护理

严格遵医嘱按时按量应用抗心律失常药物,静脉注射抗心律失常药物时速度应缓慢,静脉滴注速度严格按医嘱执行。用药期间严密监测脉率、心律、心率、血压及患者的反应,及时发现因用药而引起的新的心律失常和药物中毒,做好相应的护理。

1.奎尼丁

奎尼丁毒性反应较重,可致心力衰竭、窦性停搏、房室传导阻滞、室性心动过速等心脏毒性反应，故在给药前要测量血压、心率、心律，如有血压低于 12.0/8.0 kPa(90/60 mmHg)，心率慢于 60 次/分，或心律不规则时需告知医生。

2.普罗帕酮

普罗帕酮可引起恶心、呕吐、眩晕、视物模糊、房室传导阻滞，诱发和加重心力衰竭等。餐时或餐后服用可减少胃肠道刺激。

3.利多卡因

利多卡因有中枢抑制作用和心血管系统不良反应，剂量过大可引起震颤、抽搐，甚至呼吸抑制和心脏停搏等，应注意给药的剂量和速度。对心力衰竭、肝肾功能不全、酸中毒和老年人应减少剂量。

4.普萘洛尔

普萘洛尔可引起低血压、心动过缓、心力衰竭等，并可加重哮喘与慢性阻塞性肺部疾病。在给药前应测量患者的心率，当心率低于 50 次/分时应及时停药。糖尿病患者可能引起低血糖、乏力。

5.胺碘酮

胺碘酮可致胃肠道反应、肝功能损害、心动过缓、房室传导阻滞，久服可影响甲状腺功能和引起角膜碘沉着，少数患者可出现肺纤维化，是其最严重的不良反应。

6.维拉帕米

维拉帕米可出现低血压、心动过缓、房室传导阻滞等。严重心力衰竭、高度房室传导阻滞及低血压者禁用。

7.腺苷

腺苷可出现面部潮红、胸闷、呼吸困难，通常持续时间小于 1 min。

(四)特殊护理

当患者发生较严重心律失常时应采取如下护理措施。

(1)嘱患者卧床休息，保持情绪稳定，以减少心肌耗氧量和对交感神经的刺激。

(2)给予鼻导管吸氧，改善因心律失常造成血流动力学改变而引起的机体缺氧。立即建立静脉通道，为用药抢救做好准备。

(3)准备好纠正心律失常的药物，其他抢救药品及除颤器、临时起搏器等。对突然发生室扑或室颤的患者，应立即施行非同步直流电除颤。

(4)遵医嘱给予抗心律失常药物，注意药物的给药途径、剂量、给药速度，观察药物的作用效果和不良反应。用药期间严密监测心电图、血压，及时发现因用药而引起的新的心律失常。

第六章　消化内科疾病护理

第一节　胃癌护理

胃癌是人类常见的恶性肿瘤之一，居消化道肿瘤的首位，在所有肿瘤中居第二位。男性胃癌的发病率与病死率均高于女性，男女之比为2∶1。发病年龄以中老年居多，高发年龄为55～70岁。一般而言，有色人种比白种人易患本病。

一、病因及发病机制

胃癌的发生是一个多步骤、多因素、进行性发展的过程。多种因素共同影响上述平衡的维持，参与胃癌的发生，一般认为其产生与以下因素有关。

（一）环境和饮食因素

流行病学研究结果表明，长期食用霉变粮食、咸菜、烟熏腌制食品以及过多摄入食盐，可增加胃癌发生的危险性。长期食用含硝酸盐较高的食物后，硝酸盐可在胃内受细菌硝酸盐还原酶的作用形成亚硝酸盐，再与胺结合形成致癌的亚硝胺。高盐饮食致胃癌危险性增加的机制尚不清楚，可能与高浓度盐造成胃黏膜损伤，使黏膜易感性增加而协同致癌作用有关。

（二）幽门螺杆菌感

1994年，WHO宣布幽门螺杆菌是人类胃癌的Ⅰ类致癌原，其诱发胃癌的可能机制有：幽门螺杆菌导致的慢性炎症有可能成为一种内源性致突变原；幽门螺杆菌是一种硝酸盐还原剂，具有催化亚硝化作用起到致癌作用；幽门螺杆菌的某些代谢产物促进上皮细胞变异。

（三）遗传因素

胃癌发病具有明显的家族聚集倾向，家族发病率高于普通人群2～3倍，一般认为遗传因素使致癌物质对易感者更易致癌。

（四）癌前状态

胃癌的癌前状态分为癌前疾病和癌前病变。前者是指与胃癌相关的胃良性疾病，有发生胃癌的危险性，如慢性萎缩性胃炎、胃息肉、残胃炎、胃溃疡；后者是指较易转变为癌组织的病理学变化，如肠化生和异型增生。

二、病理

胃癌可发生于胃的任何部位，但半数以上发生在胃窦部、胃小弯及前后壁，其次是贲门部，胃体相对少见。根据癌肿侵犯胃壁的程度，可分为早期和进展期胃癌。早期胃癌是指癌组织浸润深度仅限于黏膜或黏膜下层，无论其有无局部淋巴结转移。进展期胃癌深度超过黏膜下层，已侵入肌层者称中期，侵及浆膜层或浆膜层外者称为晚期胃癌。

在临床上进展期胃癌较多见，根据其形态类型又分为4型：Ⅰ型，又称息肉型，最少见；Ⅱ型，又称溃疡型，较常见；Ⅲ型，又称溃疡浸润型，最常见；Ⅳ型，又称弥散浸润型，少见。胃癌有直接蔓延、淋巴结转移、血行播散和种植转移四种扩散方式，其中淋巴结转移最常见。

三、临床表现

（一）早期胃癌

早期胃癌患者多无症状和明显体征，或仅有一些非特异性消化道症状。

（二）进展期胃癌

1.症状

上腹痛为最早出现的症状，同时伴有食欲缺乏、厌食、进行性体重下降。腹痛可急可缓，开始仅有上腹饱胀不适，餐后加重，继而出现隐痛不适，偶呈节律性溃疡样疼痛，但不能被进食和服药缓解。患者常有早饱感和软弱无力，其中早饱感或呕吐是胃壁受累的表现。胃癌可并发出血、贲门或幽门梗阻、穿孔等，当发生并发症或转移时可出现一些特殊症状，例如贲门癌累及食管下段时可出现吞咽困难；并发幽门梗阻时出现严重恶心、呕吐；溃疡型胃癌出血时可引起呕血或（和）黑便，继之贫血；转移至肝可引起右上腹痛、黄疸和（或）发热；侵及胰腺则会出现背部放射性疼痛等。

2.体征

主要体征为腹部肿块，多位于上腹部偏右，有压痛。转移至肝时可出现肝大，并扪及坚硬结节，常伴黄疸，亦可见腹水。腹膜有转移时也可发生腹水，出现移动性浊音。有远处淋巴结转移时可触到质硬而固定的魏尔啸（Virchow）淋巴结。直肠指诊时在直肠膀胱间凹陷处可触及一板样肿块。

3.伴癌综合征

某些胃癌患者可出现伴癌综合征，包括反复发作的表浅性血栓静脉炎（Trousseau征）及过度色素沉着、黑棘皮病（皮肤皱褶处有色素沉着，尤其在两腋下）和皮肌炎等，可有相应的体征，有时可在胃癌被察觉前出现。

四、辅助检查

（一）血常规

多数患者有缺铁性贫血。

（二）大便隐血试验

大便隐血试验持续阳性有辅助诊断意义。

(三)X线钡餐检查

早期胃癌X线检查可表现为小的充盈缺损或小的不规则的龛影。进展期胃癌的X线诊断率可达90%以上。息肉型胃癌表现为较大而不规则的充盈缺损;溃疡型胃癌龛影位于胃轮廓之内,边缘不整齐,周围黏膜僵直,蠕动消失,并见皱襞中断现象;溃疡浸润型胃癌表现为胃壁僵直;弥散浸润型胃癌表现为蠕动消失,胃腔狭窄。

(四)纤维胃镜和黏膜活组织检查

胃镜直视下可观察病变部位、性质,并取黏膜做活组织检查,是目前最可靠的诊断手段。早期胃癌可表现为小的息肉样隆起或凹陷;进展期胃癌可表现为肿瘤表面多凹凸不平、糜烂,有污秽苔,活检易出血;也可呈深大溃疡,底部覆有污秽灰白苔,溃疡边缘呈结节状隆起,无聚合皱襞,病变处无蠕动。

五、处理要点

(一)手术治疗

外科手术切除加区域淋巴结清扫是目前唯一有可能根治胃癌的方法。对胃癌患者,如无手术禁忌证或远处转移,应尽可能手术切除。

(二)胃镜下治疗

对早期胃癌可在胃镜下行高频电凝切除术、激光或微波凝固及光动力治疗等,因早期胃癌可能有淋巴结转移,所以胃镜下治疗不如手术可靠。

(三)化学治疗

有转移淋巴结癌灶的早期胃癌及全部进展期胃癌均需辅以化疗,在术前、术中及术后使用,使癌灶局限、消灭残存癌灶,防止复发和转移。晚期胃癌化疗主要是缓解症状,改善生存质量及延长生存期,常用药物有氟尿嘧啶(5-FU)、丝裂霉素(MMC)、替加氟(FT-207)等。

(四)支持治疗

应用高能量静脉营养疗法可以增强患者的体质,使其能耐受手术和化疗;使用对胃癌有一定作用的生物制剂,如香菇多糖、沙培林等,可提高患者的免疫力。

六、常见护理诊断及医护合作性问题

(1)疼痛:与癌细胞浸润有关。

(2)营养失调:营养失调与胃癌造成吞咽困难、消化吸收障碍等有关。

(3)有感染的危险:感染与化疗致白细胞减少、免疫功能降低有关。

(4)活动无耐力:与疼痛及患者机体消耗有关。

(5)潜在并发症:包括出血、梗阻、穿孔。

七、护理措施

(一)一般护理

1.休息与活动

轻症患者可适当参加日常活动、进行身体锻炼,以不感到劳累、腹痛为原则。重症患者应卧床休息，给予适当体位，避免诱发疼痛。

2.饮食护理

供给患者足够的蛋白质、碳水化合物和丰富维生素食品，保证足够热量，以改善患者的营养状况。让患者了解充足的营养支持对机体恢复有重要作用，对能进食者鼓励其尽可能进食易消化、营养丰富的流质或半流质饮食。对食欲缺乏者，应为患者提供清洁的进食环境，选择适合患者口味的食品和烹调方法，并注意变换食物的色、香、味，以增进患者食欲。

3.静脉营养支持

对贲门癌有吞咽困难者和中、晚期患者应遵医嘱静脉输注高营养物质，以维持机体代谢需要，提高患者免疫力。幽门梗阻时，应立即禁食，行胃肠减压，同时遵医嘱静脉补充液体。

(二)病情观察

1.疼痛的观察与处理

观察疼痛特点，注意评估疼痛的性质、部位，是否伴有严重的恶心和呕吐、吞咽困难、呕血及黑便等症状。如出现剧烈腹痛和腹膜刺激征，应考虑发生穿孔的可能性，及时协助医师进行有关检查或手术治疗。教会患者一些放松和转移注意力的技巧，减少对患者不良的心理和生理刺激，有助于减轻疼痛。疼痛剧烈时，可腹部热敷、针灸止痛，必要时根据医嘱采用药物止痛或患者自控镇痛(PCA)法进行止痛。

2.监测患者的感染征象

密切观察患者的生命体征及血常规检查的改变，询问患者有无咽痛、尿痛等不适，及时发现感染迹象并协助医师进行处理。病房应定期消毒，减少探视，保持室内空气新鲜；严格遵循无菌原则进行各项操作，防止交叉感染。协助患者做好皮肤、口腔护理，注意会阴部及肛门的清洁，减少感染的机会。

(三)用药护理

1.化疗药物

遵医嘱进行化学治疗，以抑制或杀伤癌细胞，注意观察药物的疗效及不良反应。

2.止痛药物

遵循 WHO 推荐的三阶梯疗法，遵医嘱给予相应的止痛药。

(四)心理护理

患者在知晓诊断后，预感疾病的预后不佳而表现愤怒或逃避现实，甚至绝望的心理。护理人员应与患者建立良好的护患关系，利用倾听、安慰等技巧与患者沟通，表示关心与体贴，并及时取得家属的配合，避免自杀等意外的发生。对于化疗所致的脱发以及疾病晚期的患者，应注意尊重患者，维护患者的尊严，认真听取患者有关自身感受的叙述，并给予支持和鼓励，耐心为患者作处置，以稳定患者的情绪。同时介绍有关胃癌治疗进展信息，提高患者治疗的信心；指导患者保持乐观的生活态度，用积极的心态面对疾病，树立战胜疾病、延缓生命的信心。另外，协助患者取得家庭和社会的支持，对稳定患者的情绪，也有不可忽视的作用。

(五)健康指导

1.疾病预防指导

开展卫生宣教，提倡多食富含维生素 C 的新鲜水果、蔬菜，多食肉类、鱼类、豆制品和乳制品;避免高盐饮食,少进咸菜、烟熏和腌制食品;食品贮存要科学,不食霉变食物。有癌前状态者,应定期检查,以便早期诊断及治疗。

2.生活指导

指导患者运用适当的心理防卫机制,保持良好的心理状态,以积极的心态面对疾病。指导患者有规律生活,保证充足的睡眠,根据病情和体力,适量活动、增强机体抵抗力。注意个人卫生,特别是体质衰弱者,应做好口腔、皮肤黏膜的护理,防止继发性感染。

3.疾病及用药指导

教会患者及家属如何早期识别并发症,及时就诊。指导患者合理用药,向患者说明疼痛发作时不能完全依赖止痛药,以免成瘾,而应发挥自身积极的应对能力,定期复诊,以监测病情变化和及时调整治疗方案。

第二节　肝硬化护理

一、概述

肝硬化是一种全球性常见病,在我国也是多发病,肝硬化在人类主要死亡原因中居第 4～6 位。肝硬化是由多种病因引起的一种慢性、进行性、弥散性肝脏疾病,在多种致病因素持续或反复作用下,肝脏细胞呈现弥散性变性、坏死、凋亡,同时残存肝细胞再生,诱发肝脏广泛的纤维结缔组织增生、正常的肝小叶结构破坏、假小叶形成,纤维间隔包绕再生的肝细胞而使肝脏形成大、小结节。在上述肝脏病理改变的基础上导致肝脏功能的减退,临床上表现为肝功能损害与门静脉高压。

二、护理评估

(一)评估方法

与患者交谈,询问、倾听患者讲述疾病经过、不适主诉、个人对肝硬化的心理感受、愿望;进行体格检查,收集阳性体征和可能出现并发症的阴性体征,收集各种辅助检查阳性结果等;综合分析。

(二)护理评估内容

1.评估肝硬化病因、疾病进程、病理生理改变程度

肝硬化的病因大部分是非常明确的,只有一小部分原因不明,原因不明的肝硬化通称为隐源性肝硬化。明确的肝硬化原因主要有 7 个方面。

(1)病毒性肝炎:以慢性乙型、丙型肝炎引起的肝炎性肝硬化常见。在我国,由病毒性肝炎引起的肝硬化居于首位,据报道占肝硬化的 68%,其中乙型肝炎肝硬化占全部病例的 2/3。

(2)血吸虫病:血吸虫卵沉积于门静脉小分支中引起肝纤维化的病理改变,晚期发生肝硬化。主要分布于我国血吸虫流行的南方 13 个省。

(3)慢性酒精中毒:酒精性肝硬化与每日饮酒量和饮酒年限有关,而不同酒种对肝是否作用不一,目前仍在研究。大多饮酒史 10 年以上,通常每日酒精摄入含量大于或等于 100 g。

(4)遗传代谢性疾病:如肝豆状核变性、血色病等。

(5)慢性胆汁淤积:如原发性胆汁性肝硬化、原发性硬化性胆管炎。

(6)循环障碍性疾病:如慢性心功能不全、缩窄性心包炎等。

(7)其他:药物及毒物引起的肝硬化、自身免疫性肝病等。

肝硬化的病因,世界各地有所不同。其中,美洲、欧洲以酒精性肝硬化为多见;亚洲、非洲以病毒性肝炎肝硬化为多见。不同病因、不同疾病进程(患病时间)导致肝脏损害程度不同。各种肝硬化的病因均能引起肝细胞的炎症、坏死,只有肝细胞的炎症、坏死是持续不断的,才能引起肝硬化。肝细胞对各种炎症、坏死的损伤产生一种高度代偿性反应,即肝细胞再生。同时,弥散性结缔组织增生肝纤维化,形成假小叶。这种病理变化导致肝内血管扭曲、受压、闭塞,造成肝脏血运循环紊乱,形成肝功能减退和门静脉高压。

2.评估肝硬化临床表现

肝硬化常常起病缓慢,症状隐匿。临床上常区别为代偿期肝硬化和失代偿期肝硬化。

(1)代偿期肝硬化:大多数患者缺乏临床症状或症状缺乏特异性,可以因劳累、感染而诱发非特异性的乏力及消化道症状,如食欲减退、腹胀、厌油、肝区疼痛等,经适当休息可缓解。

(2)失代偿期肝硬化:主要表现为两类症候,肝功能不全及门静脉高压。

1)消化系统症候:食欲减退、上腹不适、腹胀、对脂肪耐受性差,易腹泻。甚至会厌食、恶心、呕吐、有肝臭气味。

2)乏力、体重减轻:乏力与肝功能损害程度相平行;体重减轻与消化功能障碍及营养不良有关。

3)内分泌失调:男性可有性功能障碍、毛发脱落、乳房肿大等。女性可有月经失调等,部分患者可有面部、颈部色素沉着、面色黝黑(肝病面容)。

4)贫血及出血:2/3 患者有轻度、中度贫血。常固有出血倾向使皮肤摩擦处易见出血点、鼻出血或齿龈出血、月经过多等。

5)发热:一般为不超过 38.5℃的不规则低热。

6)皮肤表现:肝病面容为面色灰暗、黝黑。可以出现肝掌、蜘蛛痣、下肢踝部水肿、黄疸等。

7)腹水:是肝硬化患者失代偿期最突出的表现、腹水呈蛙腹,可有脐痛。部分患者有胸腔积液。

8)脾大、脾亢:大量血液积于脾内,致使脾脏血肿大、功能亢进,破坏血细胞增多。

9)侧支循环开放:食管下段和胃底静脉曲张,可破裂引起上消化道大出血;腹壁和脐周静脉曲张,以脐周为中心向上及向下延伸;痔核形成,破裂时引起便血。

10)肝脏改变:肝脏表面有结节,质地硬而坚实,晚期缩小。

3.评估肝硬化并发症

(1)肝硬化最常见、最凶险的并发症是上消化道出血。

(2)肝硬化时肝脏维持人体内、外环境的屏障作用减退,造成各种感染,加重病情。

(3)电解质平衡紊乱:常出现低钾、低钠、低氯血症。

(4)肝性脑病。

(5)肝肾综合征。

(6)肝细胞性肝癌。

(7)肝肺综合征。

(8)门脉血栓形成。

4.评估肝硬化辅助检查结果

(1)实验室检查

1)血常规检查:红细胞、白细胞、血小板均减少。

2)生化检查:血清转氨酶、γ-谷氨酰转肽酶、碱性磷酸酶活性增高;血清胆红素增高;血清蛋白减低;凝血酶原时间延长;血清胆汁酸升高。

3)病原学检查:如乙肝、丙肝病毒检测。

4)腹水检查:鉴别漏出性和渗出性腹水。

(2)影像学检查

1)超声检查。

2)计算机断层扫描、磁共振检查。

3)肝动脉造影:可以发现肝硬化小肝癌。

4)食管钡餐。

(3)内镜检查:胃镜、腹腔镜等。

(4)肝脏穿刺活组织检查:提示肝硬化的活动性与严重度。

5.评估肝硬化既往治疗情况

(1)病因治疗:如病毒性肝炎肝硬化有病毒复制者,宜采用适宜的抗病毒治疗;酒精性肝硬化应绝对戒酒等。

(2)保肝、支持治疗。

(3)降低门静脉高压:如普萘洛尔。

(4)腹水治疗:限制食盐摄入,利尿、排水治疗,如腹水浓缩回输术。

6.评估体格检查

阳性结果肝界缩小、移动性浊音阳性等。

三、主要护理诊断

(1)营养失调:低于机体需要量,营养失调与肝硬化有关。

(2)体液过多:与肝硬化门静脉高压有关。

(3)活动无耐力:与肝功能减退有关。

(4)焦虑:与病程、经济负担有关。

(5)皮肤黏膜完整性受损:与脐痛、腹泻、阴囊水肿等有关。

(6)知识缺乏:与缺乏各种检查,治疗、护理的目的、方法、过程的认识有关。

(7)预感性悲哀:与疾病久治不愈逐渐加重有关。

(8)有传染的危险:传染与病毒性(乙型、丙型肝炎)肝硬化病毒水平高有关。

四、主要护理措施

(1)讲解患者希望了解和应该了解的肝硬化相关知识,如抗病毒治疗意义、注意事项,腹水回输的过程,戒酒等。

(2)安排高蛋白、高热量、高维生素、易消化、低盐饮食或遵医嘱静脉补充。

(3)每日患者以卧床休息为主,测量并记录出入量、体重、腹围、电解质等。如在家休养宜适当参加家务劳动。

(4)保护皮肤完整、清洁。

(5)腹水浓缩回输护理:术前向患者讲解过程及配合要点,测量并记录生命体征、体重,准备腹腔穿刺用品,安装腹水回输管路并冲洗等。术中严格无菌操作,观察回输过程,倾听患者主诉,有问题及时调整。术后测量并记录生命体征、体重,安排患者卧床休息、饮食及记录尿量;用物处理,注意消毒隔离。

操作流程:准备环境→准备用物(机器、管路、滤器、腹穿包)→0.9%生理盐水管路排气→调节机器→患者准备(舒适平卧、测量血压、脉搏)→超声定位→穿刺、连接管路、运行腹水超滤、监测→整理用物、消毒→患者测体重→护理记录等。

注意事项:①严格无菌操作;②固定好穿刺部位;③防止气体进入腹腔;④生命体征、腹水观察;⑤预防污染。

(6)放射导管介入治疗方法的护理:如脾功能亢进的脾栓塞术、经颈静脉肝内支架体分流术等。术前向患者讲解脾栓塞治疗方法、过程及配合要点,留取各种相关检查指标的标本,测量并记录生命体征,碘过敏试验、抗生素皮试并记录结果,备皮,物品准备等。术后加压包扎穿刺部位,观察有无出血,24 h 穿刺点无血肿可去除压迫;观察生命体征及腹痛情况,观察有无并发症,留取血标本并记录血常规等检查结果。遵医嘱安排患者饮食限制蛋白及服用抗凝血药等。

(7)肝硬化预后判断:肝硬化 Child-Pugh 预后指标计分、评级标准作为门-腔分流术或肝移植选择患者的标准,预测短期存活率的敏感性及特异性约 80%。据报道,门-腔分流术患者的病死率 A 级为 29%、B 级为 38%、C 级为 88%。

(8)配合医生了解患者有无肝移植可能性及相关准备。

(8)根据患者情况,做出有针对性的护理评价、出院指导及心理指导。

第三节　急性胰腺炎护理

一、概述

急性胰腺炎是常见的急腹症之一,是严重的胰腺病变。它是胰酶在胰腺内被激活引起胰腺自身消化的化学性炎症。炎症较轻者有胰腺充血、水肿,重者有出血、坏死。急性胰腺炎不仅可引起急性腹膜炎,而且常引起休克等严重并发症,病情凶险,病死率高。根据病理变化,急性胰腺炎一般分为间质性(水肿性)胰腺炎和出血性(坏死性)胰腺炎两种。间质性胰腺炎病情较轻,有自限性,急性发作后可恢复,预后较好;出血性胰腺炎临床表现较重,并发症多,预后差。

二、病因及发病机制

急性胰腺炎病因较为复杂,国内外文献报道主要有以下发病原因。

(一)胆道疾病

大部分急性胰腺炎患者有胆道疾病。胆总管与主胰管有共同通路,胆道疾病,如胆石症、胆道蛔虫病、胆管炎等造成壶腹部狭窄,使共同通路受阻,胆汁和胰液引流不畅,胆汁反流进入胰管,激活胰酶,引起胰腺组织损害。胆道疾病还可能损伤胆总管、壶腹部,造成Oddi括约肌暂时性松弛,使含有肠激酶的十二指肠液反流进入胰管,激活胰酶,引起急性胰腺炎。由胆道疾病所引起的急性胰腺炎称为胆源性胰腺炎。

(二)过量饮酒

长期饮酒也是急性胰腺炎发作的常见原因。酒精可引起促胃液素增多,刺激胰液分泌增加同时还可引起Oddi括约肌痉挛、水肿,造成胰液引流不畅;此外,酒精还对胰腺腺泡细胞有直接损害作用。长期饮酒者在急性胰腺炎第一次发作之前往往已经有未被诊断的慢性胰腺炎存在。

(三)高脂血症

高脂血症诱发急性胰腺炎的机制,还不十分明确,可能是甘油三酯在胰脂酶的作用下生成游离脂肪酸,直接损伤腺泡所致。高脂血症所致血黏度升高也可能加重胰腺病变和其他器官功能损害。近年来,重症急性胰腺炎伴有高血脂的患者愈来愈多。

三、病理

间质性胰腺炎大体上可见胰腺肿大、水肿、分叶模糊、质脆,累及部分或整个胰腺,胰腺周围有少量脂肪坏死。显微镜下可见间质水肿、充血和炎症细胞浸润、点状脂肪坏死、无明显实质坏死和出血。出血性胰腺大体上呈红褐色或灰褐色,有新鲜出血区,分叶结构消失,有大范围的脂肪坏死和钙化斑。病程长者可并发脓肿、假性囊肿或瘘管形成。显微镜下见胰腺凝固性坏死、细胞结构消失。坏死灶周围有炎性细胞包绕。常见静脉炎、淋巴管炎、血栓形成和出血坏死。

四、护理评估

(一)健康史

评估患者饮食习惯,如是否喜油腻饮食、是否有长期大量饮酒习惯;发病前有无暴饮暴食;既往有无胆道病史、高脂血症或慢性胰腺炎病史;近期有无腮腺炎、肝炎、伤寒等疾病发生;近期有无腹部外伤或手术史;是否使用过诱发胰腺炎的药物等。

(二)身体评估

(1)腹痛:剧烈腹痛是急性胰腺炎的主要症状。疼痛发生于饱餐或饮酒后,突然发生,非常剧烈,一般镇痛剂不能缓解,多位于左上腹、向左肩及左腰背部放射。胆源性患者腹痛始发于右上腹,逐渐向左侧转移。病变累及全胰时,疼痛范围较宽并呈束带状向腰背部放射。当炎症侵及后腹膜和腹膜腔时,疼痛呈全腹性,没有明确定位。胰腺包膜紧张和胰管梗阻是疼痛的原因,腹痛放射至背部是由于胰腺炎症刺激神经根所致。

(2)腹胀:与腹痛同时存在,是腹腔神经丛受刺激产生肠麻痹的结果,早期为反射性,继发感染后则由腹膜后的炎症刺激所致。腹膜后的炎症越严重,腹胀越明显。腹胀进一步加重时,表现为腹内高压,严重时引起器官功能障碍,被称为腹腔间隔室综合征,常见于暴发性胰腺炎。

(3)恶心、呕吐:早期即可出现,常与腹痛伴发。呕吐剧烈而频繁,呕吐物通常是胃十二指肠内容物,也可呈胆汁样,偶可呈咖啡色。呕吐后疼痛不缓解。

(4)腹膜炎体征:上腹部或全腹部有触痛或反跳痛,并伴有腹肌紧张、肠鸣音减弱或消失,移动性浊音多为阳性。

(5)发热:急性胰腺炎早期,只有中度发热,约38℃,胆源性胰腺炎伴有胆道梗阻者,可有高热、寒战。胰腺坏死有感染时,高热为主要症状之一。

(6)黄疸:部分患者有黄疸,一般程度较轻。需要仔细观察。因为黄疸提示胆道梗阻存在。

(7)休克:可发生于早期或后期,是急性胰腺炎最常见的并发症。其原因是胰蛋白酶、血小板破坏,组织坏死、感染毒素等使大量血管活性物质释放,加之失液、心肌抑制因子释放、弥散性血管内凝血等促进了休克的发生。患者表现为血压下降、呼吸加快、四肢厥冷、面色苍白、表情淡漠、尿少或无尿等。

(8)出血征象:由于溶纤维蛋白酶和弹力蛋白酶损伤血管壁或由于弥散性血管内凝血,可出现出血征象,如皮肤瘀斑、腰部出现蓝-棕色斑(Gray-Turner 征)或脐周蓝色改变(Cullen 征),还可出现呕血、便血等。

(9)其他:如急性胰腺炎并发休克和感染,常可导致急性肾衰竭、急性呼吸窘迫综合征、中毒性脑病等多器官功能障碍综合征,出现呼吸困难、发绀、焦虑、心律失常、尿少或无尿、定向力障碍、谵妄等。

(三)辅助检查

(1)胰酶测定:血清、尿淀粉酶升高对诊断急性胰腺炎有意义。血清淀粉酶在发病数小时开始升高,24 h达高峰,4～5 天后逐渐降至正常;尿淀粉酶在 24 h才开始升高,48 h达高峰,下降缓慢,1～2 周恢复正常。血清淀粉酶超过 500 U/dL(正常值 40～180 U/dL,Somogyi 法),尿淀粉酶也明显升高(正常值 80～300 U/dL,Somogyi 法),有诊断价值。因此发病当日夜测定血清淀粉酶,而次日起可测定尿淀粉酶。淀粉酶值愈高,诊断正确率也越大。但淀粉酶升高的幅度和病变严重程度不成正相关。血清淀粉同工酶的测定提高了本病诊断的准确性。虽然血清淀粉酶升高,但 P-同工酶不高也不能考虑急性胰腺炎的诊断。

(2)腹腔穿刺:腹腔穿刺液中淀粉酶明显增高,腹水为血性。

(3)B 超、CT 检查:可以了解胰腺病变部位、性质及周围组织情况。

(4)腹部 X 线片:可见左肺下叶不张、胃肠胀气、膈肌上升、左下胸腔积液等。

(四)心理、社会评估

(1)评估患者是否了解疾病发生的原因以及治疗方法。

(2)评估患者对疾病的反应,有无焦虑、恐惧等。

(3)评估患者的社会支持情况,评估能够为患者提供支持的关键人物对患者病情、治疗方案、预后的了解程度及其反应。

五、护理诊断及医护合作性问题

(1)疼痛：与胰腺及周围组织炎症有关。

(2)焦虑：与担心疾病预后情况有关。

(3)体温过高：与感染有关。

(4)营养失调：低于机体需要量。营养失调与禁食及机体消耗有关。

(5)潜在并发症：水、电解质紊乱与禁食、呕吐、胃肠减压、感染有关。

(6)外周组织灌注减少：与禁食、呕吐、胰腺严重病变有关。

(7)低效性呼吸型：与剧烈疼痛、胸腔积液有关。

(8)知识缺乏：缺乏疾病的预防及治疗方面的知识。

六、护理

通过治疗和护理，患者能够了解疾病的预防及治疗的知识，能够正确面对疾病的发生，减轻焦虑；患者体温能够维持正常，营养状况能够得到改善；能够有效地呼吸；护士能够及时发现并发症或患者没有发生严重的并发症，如急性肾衰竭、急性呼吸窘迫综合征、心律失常等；患者在恢复后，表示能够改变不良的生活习惯。

(一)胃肠减压的护理

胃肠减压可以引流出胃液、从而减少胰液的分泌，并可减轻呕吐和腹胀。因此，急性胰腺炎发作期间，患者应禁食，并留置胃肠减压。留置胃肠减压期间，应保持负压吸引的有效状态，负压一般是－12～－15 cm H_2O；各连接部位不能有漏气；妥善固定，防止患者在活动时将胃管拔出；保持胃管通畅，每天应用生理盐水冲洗胃管，每次 30～50 mL。观察胃液的颜色、性质和量并准确记录，急性胰腺炎患者胃液一般呈黄绿色，如合并有应激性溃疡，则呈红色或咖啡色，如果每日引出的胃液量少于 100 mL，且患者呕吐、腹痛或腹胀症状不缓解，应怀疑胃管是否堵塞、脱出等。如果胃液量多，应注意患者电解质的变化，过多的胃酸被吸出，可能会出现代谢性碱中毒。每日应给予患者雾化吸入和口腔护理。

(二)饮食护理

急性胰腺炎发作期间，由于禁食、呕吐、胃肠减压和疾病消耗，患者会出现营养状况差，水、电解质紊乱等。因此，护士应观察患者营养状况和水、电解质水平，如每周测体重、观察患者皮肤弹性，准确记录每日出入量，了解水、电解质、酸碱平衡状况。当急性胰腺炎症状消退，可进无脂、低蛋白流质食物，如果汁、藕粉、米汤、面汤等，待病情进一步好转，进低脂流质饮食，如鸡汤、豆浆、蛋汤等；以后逐渐进低脂半流食，每日 5～6 餐；痊愈后，严禁暴饮暴食，禁烟酒，忌辛辣食物，饮食宜低脂、易消化，以免复发。护士应向患者及其家属讲解各阶段饮食的内容和意义，并观察患者进食情况，要了解患者家属为患者提供的食物。

(三)用药的护理

(1)解痉镇痛药：可给予阿托品或山莨菪碱肌内注射每日 2～3 次，疼痛剧烈者，可同时加用哌替啶(50～100 mg)。避免使用吗啡，以免引起 Oddi 括约肌痉挛。

(2)抑制胰腺外分泌药物

1)抗胆碱药:如阿托品、山莨菪碱等,抗胆碱药能够起到减少胰液分泌的作用,但能引起口干、心率加快等不良反应。青光眼、前列腺肥大和肠麻痹者不宜使用阿托品,因阿托品可加重青光眼和排尿困难的症状,可加重腹胀。

2)抑制胰腺分泌及胰酶抑制剂:H_2受体阻滞剂(如西咪替丁)可间接抑制胰液分泌;生长抑素(如奥曲肽)能抑制各种因素引起的胰酶分泌,减轻 Oddi 括约肌痉挛,但价格昂贵;胰蛋白酶抑制剂如抑肽酶等。

(3)抗菌药物:大多数急性胰腺炎常合并细菌感染,如大肠杆菌、变形杆菌感染等,合理使用抗生素可以有效地防止或控制感染。

(4)乌司他丁:乌司他丁是在人尿液中发现的尿胰蛋白酶抑制剂,无免疫原性,安全性较高。乌司他丁通过抑制多种胰酶活性、控制炎症递质过度释放、改善微循环和组织灌注等,从而缓解胰腺炎的临床症状,减轻炎症递质对胰腺功能的损害,减少急性肾衰竭、胸腔积液等并发症的发生。

(四)心理护理

急性胰腺炎发病急,病情重,并发症多,患者往往没有足够的思想准备,因此,容易产生焦虑和恐惧心理。胰腺炎恢复较慢,尤其是重症患者,需要较长的治疗时间,患者会出现烦躁情绪,甚至不配合治疗。因此,应多与患者沟通,了解患者的心理需求;向患者介绍治疗方案及其意义、增加患者对预后的信心,使之积极配合治疗加强与患者家属的沟通,鼓励家属多与患者交谈、解除患者的不良情绪对于患者及家属提出的疑问,给予恰当的解答。

第七章　神经外科疾病护理

第一节　颅脑损伤护理

一、颅骨骨折

（一）临床表现

(1)颅盖骨折：线性骨折时，表现为局部压痛、肿胀，常伴发局部骨膜下血肿；凹陷性骨折时局部可扪及局限性下陷区，若骨折片损伤脑重要功能区浅面，还可出现偏瘫、失语、癫痫等神经系统定位病征。

(2)颅底骨折：常为线性骨折。颅底部的硬脑膜与颅骨贴附紧密，故颅底骨折时易撕裂硬脑膜，产生脑脊液外漏而成为开放性骨折。颅底骨折常因出现脑脊液漏而确诊。依骨折的部位不同可分为颅前窝、颅中窝和颅后窝骨折，临床表现各异。

（二）处理原则

(1)颅盖骨折：单纯线性骨折无须特殊处理，关键处理因骨折引起的脑损伤或颅内出血。凹陷性骨折出现下述情况者，需手术治疗：①合并脑损伤或大面积骨折片陷入颅腔，导致颅内压升高，CT 检查示中线结构移位，有脑疝可能；②骨折片压迫脑重要部位引起神经功能障碍；③非功能区部位的小面积凹陷骨折，无颅内压增高，但深度超过 1 cm 者可考虑择期手术；④开放性粉碎性凹陷骨折。

(2)颅底骨折：主要针对由骨折引起的伴发症和后遗症进行治疗。出现脑脊液漏时属开放性损伤，应使用破伤风抗毒素及抗感染药预防感染，大部分脑脊液漏在伤后 1～2 周自愈。若 4 周以上仍未停止，可行手术修补硬脑膜。若骨折片压迫视神经，应尽早手术减压。

（三）脑脊液漏患者的护理

(1)预防颅内感染，促进漏口早日闭合。

嘱患者采取半坐卧位，头偏向患侧，维持特定体位至停止漏液后 3～5 天，借重力作用使脑组织移至颅底硬脑膜裂缝处，促使局部粘连而封闭漏口。

保持局部清洁：每日 2 次清洁，消毒外耳道、鼻腔或口腔，注意棉球不可过湿，以免液体逆流入颅。劝告患者勿挖鼻、抠耳，注意不可堵塞鼻腔。

避免颅内压骤升：嘱患者勿用力屏气排便、咳嗽、擤鼻涕或打喷嚏等，以免颅内压骤然升降导致气颅或脑脊液逆流。

对于脑脊液鼻漏者，不可经鼻腔进行护理操作：严禁从鼻腔吸痰或放置鼻胃管，禁止耳、鼻滴药、冲洗和堵塞，禁止作腰穿。注意有无颅内感染迹象。

遵医嘱应用抗感染药及破伤风抗毒素或破伤风类毒素。

(2)病情观察，及时发现和处理并发症。

明确有无脑脊液外漏：鉴别脑脊液与血液及脑脊液与鼻腔分泌物，可将血性液滴于白色滤纸上，若血迹外周有月晕样淡红色浸渍圈，则为脑脊液漏，或行红细胞(red blood cell，RBC)计数并与周围血的 RBC 比较，以明确诊断；另可根据脑脊液中含糖而鼻腔分泌物中不含糖的原理，用尿糖试纸测定或葡萄糖定量检测以鉴别是否存在脑脊液漏；有时颅底骨折虽伤及颞骨岩部，且骨膜及脑膜均已破裂但鼓膜尚完整时，脑脊液可经耳咽管流至咽部进而被患者咽下，故应观察并询问患者是否经常有腥味液体流至咽部。

准确估计脑脊液外漏量：在前鼻庭或外耳道口松松地放置干棉球，随湿随换，记录 24 h 浸湿的棉球数，以估计脑脊液外漏量。

注意有无颅内继发性损伤：颅骨骨折患者可合并脑组织、血管损伤，患者出现癫痫、颅内出血、继发性脑水肿、颅内压增高等。脑脊液外漏可推迟颅内压增高症状的出现，一旦出现颅内压增高的症状，救治更为困难。因此，应严密观察患者的意识、生命体征、瞳孔及肢体活动等情况，以及时发现颅内压增高及脑疝的早期迹象。

注意颅内低压综合征：若脑脊液外漏多，可使颅内压过低而导致颅内血管扩张，出现剧烈头痛、眩晕、呕吐、厌食、反应迟钝、脉搏细弱、血压偏低。头痛在立位时加重，卧位时缓解。若出现颅压过低表现时可补充大量水分以缓解症状。

二、脑损伤

(一)脑震荡

(1)临床表现：在伤后立即出现短暂的意识障碍，持续数秒或数分钟，一般不超过 30 min。同时可出现皮肤苍白、出汗、血压下降、心动过缓、呼吸微弱、肌张力减低、各生理反射迟钝或消失。清醒后大多不能回忆受伤前及当时的情况，称为逆行性遗忘。常伴有头痛、头昏、恶心、呕吐等症状。神经系统检查无阳性体征。

(2)处理原则：一般卧床休息 1～2 周，可完全恢复。可适当给予镇痛、镇静对症处理。

(二)脑挫裂伤

1.临床表现

意识障碍：是脑挫裂伤最突出的临床表现。一般伤后立即出现昏迷，其程度和持续时间与损伤程度、范围直接相关。多数患者超过 0.5 h，严重者可长期持续昏迷。

局灶症状和体征：依损伤的部位和程度而不同，若伤及脑皮质功能区，可在受伤当时立即出现与伤灶区功能相应的神经功能障碍或体征，如语言中枢损伤出现失语；运动区损伤出现锥体束征、肢体抽搐、偏瘫等；若仅伤及额、颞叶前端等“哑区”，可无神经系统缺损的表现。

头痛、呕吐：与颅内压增高、自主神经功能紊乱或外伤性蛛网膜下腔出血有关。后者还可出现脑膜刺激征，脑脊液检查有红细胞。

颅内压增高与脑疝因继发颅内血肿或脑水肿所致，可使早期的意识障碍或偏瘫程度加重，或意识障碍好转后又加重。

2.处理原则

非手术治疗：①休息，床头抬高 15°～30°角，患者宜取侧卧位。②保持呼吸道通畅，必要时做气管切开或气管内插管辅助呼吸。③营养支持，维持水、电解质、酸碱平衡。④应用抗感染药预防感染。⑤对症处理，如镇静、止痛、抗癫痫等。⑥严密观察病情变化。⑦防治脑水肿。⑧促进脑功能恢复。

手术治疗：重度脑挫裂伤经上述治疗无效，颅内压增高明显甚至出现脑疝迹象时，应做脑减压术或局部病灶清除术。

（三）颅内血肿

1.临床表现

硬脑膜外血肿：①意识障碍，可以是原发性脑损伤直接所致，也可由血肿导致颅内压增高、脑疝引起，后者常发生于伤后数小时至 1～2 天。典型的意识障碍是在原发性意识障碍之后，经过中间清醒期，再度出现意识障碍，并渐次加重。如果原发性脑损伤较严重或血肿形成较迅速，也可能不出现中间清醒期。少数患者可无原发性昏迷，而在血肿形成后出现昏迷。②颅内压增高及脑疝表现。

硬脑膜下血肿：①急性和亚急性硬脑膜下血肿：症状类似硬脑膜外血肿，脑实质损伤较重，原发性昏迷时间长，中间清醒期不明显，颅内压增高与脑疝的其他征象多在 1～3 天内进行性加重。②慢性硬脑膜下血肿：由于致伤外力小，出血缓慢，患者可有慢性颅内压增高表现，如头痛、恶心、呕吐和视盘水肿等，并有间歇性神经定位体征，有时可有智力下降、记忆力减退和精神失常等。

脑内血肿：以进行性加重的意识障碍为主，若血肿累及重要脑功能区，可出现偏瘫、失语、癫痫等症状。

2.处理原则

一经确诊，建议手术清除血肿。

（四）护理

1.保持呼吸道通畅

体位：深昏迷患者取侧卧位或侧俯卧位，利于口腔内分泌物排出，及时清除呼吸道分泌物及其他血污，呕吐时将头转向一侧以免误吸。

开放气道：深昏迷患者应抬起下颌或放置口咽通气道，以免舌根后坠阻碍呼吸。短期不能清醒者，宜行气管插管或气管切开，必要时使用呼吸机辅助呼吸。

加强气管插管、气管切开患者的护理：保持室内适宜的温度和湿度，湿化气道，避免呼吸道分泌物黏稠、不易排出。

预防感染：使用抗感染药防治呼吸道感染。

2.预防废用综合征

压疮：保持皮肤清洁干燥，定时翻身，尤应注意骶尾部、足跟、耳郭等骨隆突部位，亦不可忽视敷料包裹部位。消瘦者伤后初期及高热者常需每小时翻身，长期昏迷、一般情况较好者可每 3～4 h 翻身 1 次。

尿路感染：昏迷患者常有排尿功能紊乱，短暂尿潴留后继以溺床，长期留置导尿管是引起尿路感染的主要原因。必须导尿时，应严格执行无菌操作。留置尿管过程中，加强会阴部护理，夹闭导尿管并定时放尿以训练膀胱贮尿功能；尿管留置时间不宜超过3～5天，需长期导尿者，宜行耻骨上膀胱造瘘术，以减少尿路感染。

肺部感染：加强呼吸道护理，定期翻身拍背，保持呼吸道通畅，防止呕吐物误吸引起窒息和呼吸道感染。

暴露性角膜炎：眼睑闭合不全者，给予眼药膏保护；无须随时观察瞳孔时，可用纱布遮盖上眼睑，甚至行眼睑缝合术。

关节挛缩、肌萎缩：保持肢体于功能位，防止足下垂。每日做四肢关节被动活动及肌肉按摩2～3次，防止肢体挛缩和畸形。

3.病情观察

意识：意识障碍是脑损伤患者非常常见的变化之一。意识障碍的程度可协助辨别脑损伤的轻重；意识障碍出现的迟早和有无继续加重，可作为区别原发性和继发性脑损伤的重要依据。观察患者意识状态，不仅应了解有无意识障碍，还应注意意识障碍程度及变化。

生命体征：监测时，先测呼吸，再测脉搏，最后测血压。伤后早期，由于组织创伤反应，可出现中等程度发热；若累及间脑或脑干，可导致体温调节紊乱，出现体温不升或中枢性高热。若伤后即发生高热，多为视丘下部或脑干损伤；伤后数日体温升高，常提示有感染性并发症。注意呼吸节律和深度、脉搏快慢和强弱以及血压和脉压变化。

若伤后血压上升，脉搏缓慢有力，呼吸深慢，提示颅内压升高，应警惕颅内血肿或脑疝发生。枕骨大孔疝患者可突然发生呼吸停止。闭合性脑损伤呈现休克征象时，应检查有无内脏出血，如迟发性脾破裂、应激性溃疡出血等。

神经系统病征：有定位意义。原发性脑损伤引起的局灶症状，在受伤当时立即出现，且不再继续加重；继发性脑损伤引起的则在伤后逐渐出现。神经系统病征包括多种，其中以眼征及锥体束征最为重要。①瞳孔变化：可因动眼神经、视神经以及脑干部位的损伤引起。观察两侧睑裂大小是否相等，有无上睑下垂，注意对比两侧瞳孔的形状、大小及对光反应。伤后一侧瞳孔进行性散大，对侧肢体瘫痪、意识障碍，提示脑受压或脑疝；双侧瞳孔散大、对光反应消失、眼球固定伴深昏迷或去大脑强直，多为原发性脑干损伤或临终表现；双侧瞳孔大小形状多变、对光反应消失，伴眼球分离或异位，多为中脑损伤；有无间接对光反射可以鉴别视神经损伤与动眼神经损伤。观察瞳孔时应注意某些药物、剧痛、惊骇等也会影响瞳孔变化，如吗啡、氯丙嗪可使瞳孔缩小，阿托品、麻黄碱可使瞳孔散大。眼球不能外展且有复视者，多为外展神经受损；双眼同向凝视提示额中回后损伤；眼球震颤常见于小脑或脑干损伤。②锥体束征：伤后立即出现的一侧上下肢运动障碍且相对稳定，多系对侧大脑皮层运动区损伤所致。伤后一段时间才出现一侧肢体运动障碍且进行性加重，多为幕上血肿引起的小脑幕切迹疝使中脑受压、锥体束受损所致。

4.并发症的观察与处理

蛛网膜下隙出血：因脑裂伤所致。患者可有头痛、发热、颈强直表现，可遵医嘱给予解热镇痛药物对症处理。病情稳定、排除颅内血肿以及颅内压增高、脑疝后，为解除头痛可以协助医生行腰椎穿刺，放出血性脑脊液。

外伤性癫痫：任何部位的脑损伤均可能导致癫痫，可采用苯妥英钠预防发作，发作时使用地西泮制止抽搐。

消化道出血：可因应激性溃疡所致或大量使用皮质激素引起。除遵医嘱补充血容量、停用激素外，还应使用止血药物以及减少胃酸分泌的药物。

第二节　颅内肿瘤护理

一、常见护理问题

（一）颅内压增高

（1）头痛、恶心、呕吐：头痛、恶心、呕吐是颅内压增高的主要症状，头痛多位于前额及颞部，为持续性头痛并有阵发性加剧，头痛常常在早上更重，间歇期可以正常。呕吐多为喷射状，呕吐之后头痛也随之有所缓解。

（2）视盘水肿和视力减退：视盘水肿和视力减退是颅内压增高的客观征象，严重时发生眼底出血，颅内压增高持续时间长，可引起视神经继发性萎缩、视力减退，甚至导致失明。

（3）精神与意识障碍：颅内压增高可引起头晕、复视、一过性黑蒙、猝倒、意识模糊、精神不安或淡漠，可发生痴痫，重度颅内压增高时可出现昏迷。

（4）中度与重度急性颅内压增高：常引起呼吸、脉搏、血压方面的改变，即出现库欣（Cushing）综合征，即呼吸、脉搏减慢而血压升高。

（二）外伤

颅内肿瘤患者由于肿瘤的压迫会出现不同的局部症状，如偏瘫、癫痫、视力视野障碍、精神症状等。上述为发生外伤的高危因素。

（三）心理压力

除肿瘤压迫脑部引起的局部症状与颅内压上升所致的症状使患者感到焦虑、害怕之外，脑肿瘤的诊断将会给患者带来极大的压力，其情绪反应也如癌症患者，护理人员应协助患者面对疾病，以正确的态度面对并接受治疗。

二、护理目标与措施

（一）护理目标

（1）及时发现患者的意识改变及颅内高压的症状。

（2）护士能观察到患者的焦虑情绪。

（3）患者不发生外伤、压疮等意外。

（二）护理措施

1.减轻颅内压升高所致的头痛和意识障碍的程度

对因颅内压增高而引起头痛的患者，护士要协助患者摆好体位，将床头抬高 15°～30°，避免颈部扭曲，以利于颅腔静脉回流。同时要严密监测生命体征，意识的观察对颅压增高的患者尤为重要，观察意识的方法是护士亲自呼唤患者，通过患者的反应做出正确的判断。意识通常分为五级：清醒、嗜睡、朦胧、浅昏迷、深昏迷。因脑水肿也是引起颅内压增高的原因之一，故对脑水肿患者应限制水的摄入量，对不能进食的患者每天输液量应限制在 1 500～2 000 mL。因为缺氧可使脑水肿加重，所以对昏迷患者要保持呼吸道通畅，护士要加强有效吸痰，对痰液黏稠的患者要加强雾化吸入，以稀释痰液。围手术期患者，静脉输入甘露醇是降低其颅内压、减轻头痛的有效方法之一，护士必须严格遵医嘱在短时间内静脉快速滴注甘露醇，使其迅速进入血液循环，降低颅内压，减轻脑水肿。

2.维护患者的安全，预防外伤的发生

影响患者安全的高危因素有精神症状、癫痫、偏瘫、视力视野障碍，护士要对不同的高危因素采取相应的措施。对有精神症状的患者护士要及时发现，如抑郁型患者要防止跳楼自杀，对躁狂型患者要适当约束，防止自伤和伤害他人。对癫痫患者要防止外伤，在病房洗澡、外出一定要有专人陪护。患者一旦发生癫痫要就地抢救，防止舌咬伤，有口吐白沫者要将头偏向一侧，防止窒息，同时要记录癫痫发作的时间和持续时间，观察癫痫发作的状态，并做客观的记录。对偏瘫、视力视野障碍的患者生活护理要到位，防止因行动不便发生外伤。

3.给予患者及家属心理支持

患有脑瘤的患者在确诊和知情后便开始焦虑，一旦决定手术治疗又会出现恐惧，所以护士应设法使患者面对疾病，向患者进行相关知识的宣教，护士与患者之间应建立相互信任的关系。若患者围手术期有失语症、一侧肢体偏瘫、同侧偏盲或感觉缺失等局部症状时，需注意随时给予患者心理支持，在日常生活中减少患者的挫折感，经常鼓励患者，同时需给予家属解释与安慰，协同家属帮助患者接受治疗。

4.维持身体清洁

维持身体清洁对预防并发症是很重要的，尤其是老年患者、危重患者、长期昏迷患者皮肤的血液循环很差，易产生压疮，护理上可用温水清洗。此外需保持床单位清洁、干燥与平整，对昏迷患者要做好口腔护理，每日 2 次，若有假牙应取出。

5.供给适当的营养

脑瘤患者围手术期应采用均衡饮食，并且要摄取足够的肉类蛋白质，对能下地行动的患者应每周测量体重。对不能自行进食的患者，应采用鼻饲管鼻饲喂食。

6.维持排泄管通畅

对留置导尿的患者要保持尿管通畅，每天更换尿袋，每天消毒尿道口，此外还要维持大便通畅，对昏迷和长期卧床的患者要定时服用缓泻剂，以预防便秘。

三、开颅手术的术前术后护理

(一)常见护理问题

1.颅内压升高

手术后若发生手术部位出血或脑水肿，可能会产生颅内压升高的症状。

2.呼吸道不通畅

(1)有些患者在手术前即因意识不清、无法将痰咳出,而造成呼吸道阻塞现象。

(2)由于手术全麻插管的关系其气管内分泌物增多,若患者无法咳出也会造成呼吸道阻塞现象。

3.烦躁不安

患者在手术后由于手术部位疼痛和尿潴留等情形,即会出现烦躁不安现象。

4.头皮或皮肤压疮

患者在手术后由于伤口疼痛不能自行翻身,造成局部皮肤长期受压,易形成压疮。

(二)护理目标

①维持呼吸道通畅;②预防颅内压升高;③保持安静,增进身心舒适;④预防感染,促进伤口愈合;⑤维持出入量平衡;⑥预防手术后并发症。

(三)护理措施

1.手术前护理

(1)完成一切术前检查,以评估心、肺、肾功能。

(2)鼓励患者及家属面对手术。手术室护士应术前访视,向患者讲述手术程序及患者麻醉前应如何配合,以减轻患者在手术间等待期的恐惧心理;ICU 护士应做术前访视,并向患者讲述术后麻醉恢复及监护程序;病区护士应鼓励患者或家属说出所担忧的事或对手术所持的期望。

(3)完成手术前准备。手术前 1 天,病房护士应完成患者的配血或自体输血及抗生素皮试的准备工作,已备术中用血、用药及术后用药。告知患者术前晚 24∶00 以后禁食水,以免麻醉中误吸。对术前因心理紧张而导致睡眠不良的患者,要及时请示医生给予镇静剂。手术前 1 天患者要洗澡、剪指甲、更衣,术前一晚剃头,护士要检查头皮是否有损伤或感染。

(4)手术日清晨的准备:患者再次剃头,并用肥皂水清洗干净,告知患者脱去内衣,换上清洁的病服并排空膀胱。护士要检测手术者的体温、脉搏、呼吸,对女患者要询问有无月经来潮,若有发热、月经来潮应及时通知医生。等待手术室护士接患者时,病区护士要遵医嘱给术前用药。并准备好病历和 CT、MRI 检查片,手术室护士接患者时应和病区护士共同查对床号、姓名并护送患者进手术室。

(5)特殊手术准备:垂体瘤经蝶入路的患者,术前 3 天开始用氯麻滴鼻液滴鼻,多贝尔液漱口,手术前 1 天剪去鼻毛。

2.手术后护理

(1)生命体征的观察:患者术后进监护室,如没有监护条件,患者术后回病房后护士应立即测量血压、脉搏、呼吸、瞳孔,并向麻醉师了解术中的情况。麻醉未清醒前需每 15～30 min 测一次生命体征,如发现瞳孔不等大、血压升高、脉搏、呼吸减慢,应及时通知医生,因可能会出现术后血肿或脑水肿。如为颅后窝开颅的患者要密切观察呼吸的变化,测量呼吸时间不少于 1 min。

(2)保持呼吸道通畅:①全麻未清醒前安排患者平卧,头偏向无伤口一侧,口中放置通气道并将肩部抬高头向后仰,以防止舌后坠。对有气管插管的患者护士要注意观察,如出现患者不耐管或咳嗽反射,应及时通知医生拔除气管插管。②护士要及时清除口腔及上呼吸道分泌物,并注意观察呼吸的幅度和频率，有无呼吸困难、发绀、痰鸣音等，如出现呼吸道分泌物堵塞、误吸呕吐物、喉痉挛、严重的舌后坠引起突发梗阻性呼吸暂停，应立即行气管插管或采用16号针头做环甲膜穿刺，再行气管切开、呼吸机辅助呼吸。

(3)循环系统的观察：对手术后患者要准确记录出入量，尤其是脑垂体和下视丘肿瘤术后，以及早发现有无尿崩症。同时要注意观察患者的皮肤温度、颜色和湿度，根据血压、脉搏、尿量及末梢循环情况调节输液量及速度，对血压过高者应静脉用药以维持正常血压，避免因血压波动造成术后出血的情况。

(4)维持体温的稳定：因术中大量输液、输血，全麻术后患者多有体温不升，有的出现寒战，所以护士要注意为患者保暖，并按常规定时测量体温。对术后体温过高的患者应设法降低体温，可按医嘱给予退热药物或使用物理降温的方法。

(5)保持安静：手术后应减少不必要、没有意义的刺激，应采取集中护理和治疗。对躁动不安的患者应做好保护，避免发生意外。同时要找出患者不安的原因，若出现异常兴奋、躁动不安的临床表现往往提示有术后血肿、水肿等的发生，护士应及早发现并及时通知医生处理。对术后患者要限制探视。

(6)伤口敷料及引流的观察：护士要及时观察伤口敷料的渗血、渗液情况，如渗血、渗液多要及时通知医师检查伤口情况并给予处理。对术后各种引流管护士要妥善固定好，防止脱出，翻身时避免引流管牵拉、扭曲。脑室引流时引流管比头部高出15 cm左右，硬膜外、皮下引流时与头部同样高，注意观察引流液的颜色、引流量，引流管内液面波动说明引流通畅，如发现引流不畅应及时通知医生。

(7)协助患者完成基本生理需要。①饮食方面：手术第2天患者能吞咽时可给予进食，开始为流质食物，根据患者的进食情况逐渐改为正常饮食。②减轻眼睛周围水肿引起的不适，可用冷敷或凡士林润滑眼睑，若患者眼睑无法闭合可用生理盐水纱布润湿之，以防角膜过度干燥、溃疡。③每1～2 h协助患者翻身1次，翻身时检查身体皮肤有无红肿、破溃。在骨突处按摩，以促进血液循环。④提供合适的营养，避免因营养不良而造成肌肉缺乏弹性。

(8)预防手术后并发症：①癫痫，对手术前有癫痫、手术部位在中央回及颞叶附近者，术后应观察有无癫痫发作，应嘱患者按时服用抗癫痫药。②肺部并发症，对昏迷意识不清的患者平时在翻身时应进行背部叩击，意识清醒者则可鼓励患者深呼吸及有效咳痰。

(9)给予患者及家属心理支持：不论患者或家属在整个病程当中都可能会表现出心理适应危机，甚至会干扰医护活动，如愤怒、不满等，所以在做任何医疗、护理活动之前都应耐心向他们说明，以免因患者家属这方面的知识不足而延误治疗。

第三节　脊髓损伤护理

脊髓损伤为脊柱骨折或骨折脱位的严重并发症。损伤高度以下的脊神经所支配的身体部位的功能会丧失。直接与间接的外力对脊柱的重击是造成脊髓损伤的主要原因，常见的原因有：交通事故、枪伤、刀伤、高处跌落，或是被掉落的东西击中脊椎，以及现在流行的一些水上运动，诸如划水、冲浪、跳水等，也都可能造成脊髓损伤。

一、护理评估

（一）病因分析

脊髓损伤是一种致残率高、后果严重的疾病，直接或间接暴力作用于脊柱和脊髓皆可造成脊髓损伤，间接暴力损伤比较常见，脊髓损伤的节段常发生于暴力作用的远隔部位，如从高处坠落，两足或臀部着地，或暴力作用于头顶、肩背部，而脊椎骨折发生在活动度较大的颈部和腰骶部，造成相应部位的脊髓损伤。脊柱骨折造成的脊髓损伤可分为屈曲型损伤、伸展型损伤、纵轴型损伤和旋转型损伤。

（二）临床观察

1.脊髓性休克期

脊髓损伤后，在损伤平面以下立即出现肢体的弛缓性瘫痪，肌张力减低，各种感觉和反射均消失，病理反射阴性，膀胱无张力，尿潴留，大便失禁，低血压（收缩压降至70～80 mmHg）。脊髓休克是损伤平面以下的脊髓节段失去高级中枢调节的结果，一般持续2～4周，若合并压疮或尿路感染时持续时间还可延长。

2.完全性的脊髓损伤

在损伤平面以下，各种感觉均消失，肢体弛缓性瘫痪，深浅反射均消失，括约肌功能亦消失，经2～4周脊髓休克过后，损伤平面以下肌张力增高，腱反射亢进，病理反射阳性，出现总体反射，即受刺激时，髋、膝关节屈曲，踝关节跖屈，两下肢内收，腹肌收缩，反射性排尿和阴茎勃起等，但运动、感觉和括约肌功能未恢复。

3.不完全性的脊髓损伤

在脊髓休克消失后，可见部分感觉、运动和括约肌功能恢复，但肌张力仍高，腱反射亢进，病理反射可为阳性。

4.脊髓瘫痪

(1)上颈段脊髓损伤：膈肌和肋间肌瘫痪，呼吸困难，四肢瘫痪，病死率很高。

(2)下颈髓段损伤：双上肢的颈髓受损节段神经支配区，呈下运动神经元损害的表现，该节段支配的肌肉萎缩，呈条状感觉减退区，肱二头肌或肱三头肌反射减退；即上肢可有下神经元和上神经元两种损害症状同时存在，而两下肢为上运动神经元损害，表现为痉挛性截瘫。

(3)胸段脊髓损伤：有一清楚的感觉障碍平面，脊髓休克消失后，损伤平面以下、双下肢呈痉挛性瘫痪。

(4)胸腰段脊髓损伤：感觉障碍平面在腹股沟韧带上方或下方，如为第11～12胸椎骨折，脊髓为腰段损伤，双下肢主要呈痉挛性瘫痪；第1～2腰椎骨折，脊髓骶节段和马尾神经上部损伤，双下肢主要呈弛缓性瘫痪，并由于直肠膀胱中枢受损，尿失禁，不能建立膀胱反射性，直肠括约肌松弛，大便亦失禁。

(5)马尾神经损伤：第3～5腰椎骨折，马尾神经损伤大多为不全性，双下肢大腿以下呈弛缓性瘫痪，尿便失禁。

(三)辅助诊断

1.创伤局部检查

了解损伤的原因,分析致伤方式,检查局部有无肿胀、压痛,有无脊柱后突畸形,棘突间隙是否增宽等。

2.神经系统检查

急诊患者反复多次检查,及时发现病情变化。

(1)感觉检查:以手接触患者损伤平面以下的皮肤,如患者有感觉,为不完全性脊髓损伤,然后分别检查触觉、痛觉、温冷觉和深部感觉,划出感觉障碍的上缘,并定时复查其上缘的变化。

(2)运动检查:了解患者肢体有无随意运动,记录肌力的等级,并重复检查,了解肌力变化的情况。

(3)反射检查:脊髓横断性损伤,休克期内所有深浅反射均消失,经 2～4 周休克消失后,腱反射亢进,病理反射阳性。

(4)括约肌功能检查:了解尿潴留和尿失禁情况,必要时做膀胱测压。肛门指诊,检查括约肌能否收缩或呈弛缓状态。

3.X 线检查

检查脊柱损伤的水平和脱位情况,较大骨折位置及子弹或弹片在椎管内滞留位置及有无骨折,并根据脊椎骨受损位置估计脊椎受损的程度。

4.CT 检查

CT 检查可显示骨折部位,有无椎管内血肿。

5.MRI 检查

MRI 检查是目前对脊柱脊髓检查最理想的手段,不仅能直接看到脊髓是否有损伤,还能判定其损伤的程度、类型及治疗后的估计。同时可清晰地看到椎间盘以及脊椎损伤压迫脊髓的情况。

二、护理目标

(1)护士能及时观察患者呼吸、循环功能变化并给予急救护理。

(2)患者了解肢体良肢位摆放的重要性。

(3)患者有足够的营养供应。

(4)患者能规律排尿。

(5)减轻焦虑。

(6)预防并发症。

三、护理措施

(一)做好现场急救护理

对患者迅速及较准确地做出判断,有无合并伤及重要脏器损伤,并根据其疼痛、畸形部位和功能障碍情况,判断有无脊髓损伤及损伤性质、部位。对颈段脊髓损伤者,首要是稳定生命体征。高位脊髓损伤患者,多有呼吸浅,呼吸困难,应配合医师立即气管切开,气管内插管。插管时特别注意，有颈椎骨折时，头部制动，绝对不能使头颈部多动；气管插管时，宜采用鼻咽插管，借助纤维喉镜插管。

（二）正确运送患者，保持脊柱平直

现场搬运患者时至少要3人蹲在患者一侧，协调一致平起，防止脊柱扭转屈曲，平放在硬板担架上。对有颈椎骨折者，有一人在头顶部，双手托下颌及枕部，保持轻度向头顶牵引，颈部中立位，旁置沙袋以防扭转。胸腰段骨折者在胸腰部垫一软垫，切不可一人抱腋下，另一人抱腿屈曲搬动，而致脊髓损伤加重。

（三）定时翻身，给予适当的卧位

（1）脊髓损伤患者应被提供硬板床，加用预防压疮的气垫床。

（2）翻身时应采用轴线翻身，保持脊柱呈直线，2人动作一致，防止再次脊髓损伤。每隔2 h翻身1次。

（3）仰卧位：患者仰卧位时，髋关节伸展，在两腿之间可放一枕头，可保持髋关节轻度外展；膝伸展，但不能过伸；踝关节背屈，脚趾伸展；肩应内收，中立位或前伸，勿后缩；肘关节伸展，腕背屈约45°；手指轻度屈曲，拇指对掌。患者双上肢放在身体两侧的枕头上，肩下垫枕头要足够高，确保两肩部后缩，亦可将2个枕头垫在前臂或手下，使手的位置高于肩部，可以预防重力性肿胀。

（4）侧卧位：髋膝关节屈曲，两腿之间垫上软枕，使上面的腿轻轻压在下面的枕头上。踝背屈，脚趾伸展。下面的肩呈屈曲位，上肢放于垫在头下和胸背部的两个枕头之间，以减少肩部受压。肘伸展，前臂旋后。上面的上肢也是旋后位，胸壁和上肢之间垫一枕头。

（四）供给营养

（1）脊髓损伤初期，给予患者静脉输液，并插入鼻胃管以防腹胀。

（2）观察患者肠蠕动情况，当肠蠕动恢复后，可经口摄入饮食。

（3）给予高蛋白、高维生素、高纤维素的食物，以及足够的水分。

（4）若患者长期卧床不动，应限制含钙的食物的摄取，防止泌尿道结石。

（5）若患者有恶心、呕吐，应注意防止患者发生吸入性肺炎。

（五）大小便的护理

（1）脊髓损伤后最初几天为脊髓休克期，膀胱呈弛缓性麻痹，患者出现急性尿潴留，应立即留置导尿引流膀胱的尿液，导尿采用密闭式引流，使用抗反流尿袋。随时保持会阴部的清洁，每天消毒尿道口，定期更换尿管，以防细菌感染。

（2）患者出现便失禁应及时处理，并保持肛周皮肤清洁、干燥无破损，在肛周涂皮肤保护剂。患者出现麻痹性肠梗阻或腹胀时，给予患者脐周顺时针按摩。可遵医嘱给予肛管排气或胃肠减压，必要时给予缓泻剂，使用热水袋热敷脐部。

（3）饮食中少食或不食产气过多的食物，如甜食、豆类食品等，指导患者食用含纤维素多的食物；鼓励患者多饮用热果汁。

（4）训练患者排便、排尿功能恢复。对痉挛性神经性膀胱患者，给予定时定量的水，使膀胱充盈，定时开放尿管，引流膀胱内尿液。也可定期刺激膀胱收缩排出尿液，如轻敲患者的下腹部（耻骨上方）、用手刺激大腿内侧，以刺激膀胱收缩。间歇性导尿，即4 h导尿1次，这种方法可以使膀胱有一定的充盈，形成对排尿反应的生理刺激，这种冲动传到脊髓的膀胱中枢，可促进逼尿肌的恢复。训练患者排便，应先确定患者患病前的排便习惯，并维持适当的高纤维素饮食与水分的摄取，以患者的习惯，选择一天中的一餐后，进行排便训练，因患者饭后有胃结肠反射，可在患者臀下垫便盆，教导患者有效地以腹部压力来引发排便，如无效，则可戴手套，伸入患者肛门口刺激排便，或再加甘油灌肠，每天固定时间训练。

(六)做好基础护理

患者脊髓受损后可出现四肢瘫或截瘫，生活自理能力缺陷，其一切生活料理均由护理人员来完成。每天定时翻身，变换体位，观察皮肤，保护皮肤完整性。保持床单位的平整。

(七)预防并发症护理

脊髓损伤后常发生的并发症是压疮、尿路感染和结石、肺部感染、深静脉血栓形成和肢体挛缩。

1.预防压疮

定时评估患者皮肤情况采用诺顿评分，护士按照评分表中 5 项内容分别打分并相加总分小于 14 分，可认为患者是发生压疮的高危人群，必须进行严格的压疮预防。可应用气垫床，定时翻身缓解患者的持续受压，对于危险区域的皮肤应用减压贴、透明贴、皮肤保护剂赛肤润，保持床单位平整、清洁，每班加强检查。

2.肺部护理

鼓励患者咳嗽，压住胸壁或腹壁辅助咳嗽。不能自行咳痰者进行气管内吸痰。变换体位、进行体位引流，雾化吸入。颈段脊髓损伤者，必要时行气管切开，辅助呼吸。

3.预防深静脉血栓形成

深静脉血栓形成常发生在伤后 10～40 天，主要原因是血流缓慢。临床表现为下肢肿胀、胀痛、皮肤发红，亦可肢体温度降低。防治的方法有患肢被动活动，穿预防深静脉血栓的弹力袜。定期测下肢周径，发现肿胀，立即制动。静脉应用抗凝剂，亦可行彩色多普勒检查，证实为血栓者可行溶栓治疗，可用尿激酶或东凌克栓酶等。

4.预防痉挛护理

痉挛是中枢神经系统损害后出现的以肌肉张力异常增高为表现的综合征，痉挛可出现在肢体整体或局部，亦可出现在胸、背、腹部肌肉。有些痉挛对患者是有利的，比如：股四头肌痉挛有助于患者的站立和行走，下肢肌痉挛有助于防止直立性低血压，四肢痉挛有助于防止深静脉血栓形成。但严重的肌痉挛会给患者带来很大的痛苦，妨碍自主运动的恢复，成为功能恢复的主要障碍。痉挛在截瘫患者常表现为以伸肌张力异常增高的痉挛模式，持续的髋膝踝的伸展，最后出现跟腱缩短，踝关节旋前畸形及内收肌紧张。患者从急性期开始采用抗痉挛的良肢体位摆放，下肢伸肌张力增高将下肢摆放为屈曲位。对肢体进行主动运动和被动运动，主动运动：做痉挛肌的拮抗肌适度的主动运动，对肌痉挛有交替性抑制作用；被动运动与按摩：进行肌肉按摩，或温和地被动牵张痉挛肌，可降低肌张力，有利于系统康复训练。冷疗或热疗可使肌痉挛一过性放松。水疗温水浸浴有利于缓解肌痉挛。

(八)康复护理

(1)在康复医师的指导下，给予患者日常生活活动训练，使患者能自行穿脱衣服，进食、盥洗、大小便、沐浴及开关门窗、电灯、水龙头等增进患者自理能力。

(2)按照运动计划做肢体运动。颈椎以下受伤的患者,运用各种支具下床行走。

(3)指导患者及家属如何把身体自床上移到轮椅或床边的便器上。

(4)教导患者使用辅助的运动器材,例如轮椅、助行器、手杖来加强自我照顾能力。

(九)健康教育

患者和家属对突然遭受到脊髓外伤所带来的四肢瘫或截瘫事实不能接受,患者和家属都比较紧张,因此对患者和家属的健康教育就非常重要。

(1)叮嘱患者保持情绪稳定,向患者简单的解释所有治疗的过程。

(2)鼓励家属参加康复治疗活动。

(3)告知患者注意安全,以防发生意外。

(4)教导运动计划的重要性,并能切实执行。

(5)教导家属能适时给予患者协助及心理支持,并时常给予鼓励。

(6)教导患者及家属,重视日常生活的照顾,预防并发症。

(7)定期返院检查。

第八章　心外科疾病护理

第一节　房间隔缺损护理

房间隔缺损(atrial septal defect,ASD)是非常常见的先天性心脏病之一,在胚胎发育过程中,房间隔在发生、吸收和融合时出现异常,房间隔连续中断,左右心房间存在未闭的房间孔,称房间隔缺损。

一、病理解剖

根据心脏在胚胎发育过程中原发房间隔与继发房间隔发育的情况分为原发孔型房缺和继发孔型房缺,本节主要讨论继发孔型房间隔缺损。继发孔型房缺的大小、形状及位置各不相同,据其位置差异分为以下 4 种类型。

(1)中央型(卵圆窝型):最常见,占房缺总数的 75%,缺损位于房间隔中央,相当于卵圆孔处,缺损四周房间结构完整。

(2)下腔静脉型:约占房缺总数的 16%,缺损较大,下缘完全阙如或仅残留极少薄膜样组织,整个缺损与下腔静脉进入右房的入口相连。

(3)上腔静脉型(静脉窦型):占房缺总数的 3%左右,缺损位于上腔静脉与右心房连接处,常伴有部分性右肺静脉回流异常。

(4)混合型:占 6%左右,两种或两种以上畸形同时存在。缺损占房间隔的大部分,常兼上腔静脉型或下腔静脉型的特征。

二、病理生理

由于左房压高于右房压(正常左房压力为 8～10 mmHg,右房压力为 3～5 mmHg),在心室舒张期心房水平由左向右分流。分流量的大小取决于缺损的大小、肺血管阻力及两心房之间的压差。

因肺循环能容纳大量的血液,即使肺循环的血容量已为体循环的 2～3 倍,仍能维持正常的肺动脉压,绝大部分患儿在此阶段无症状,活动量不减少,仅表现为生长缓慢,易患呼吸道感染。长时间大量左向右分流,肺小动脉逐渐产生内膜增生和中层肥厚,形成肺动脉高压,右心负荷逐渐加重。临床症状逐渐明显。若病变未及时纠正,肺动脉压力越来越高,右心负荷逐渐加重,心房水平即可出现右向左分流,发展为艾森门格(Eisenmenger)综合征。

三、临床表现

(一)症状

其症状取决于缺损的大小、部位、年龄、分流量及是否合并其他畸形等。分流量小,极少患儿有不适表现,学龄前儿童体检时可闻及柔和杂音。分流量大者,由于左向右分流使肺循环血流增加出现活动后心慌气短,并表现乏力、气急,反复发作严重的肺部感染、心律失常及心力衰竭。随年龄增长肺循环阻力增加,右心负荷过重,出现右向左分流,临床上表现为发绀,应禁忌手术。

(二)体征

主要体征为胸骨左缘 2、3 肋间可闻及Ⅱ～Ⅲ级柔和的收缩期杂音,肺动脉瓣第二音亢进及固定性分裂。

四、辅助检查

(一)胸部 X 线检查

胸部 X 线检查可显示肺充血、肺动脉段突出、右房右室增大等表现。透视下可见肺动脉段及肺门动脉搏动增强,称为肺门舞蹈症。

(二)心电图检查

多见电轴右偏,右室肥大和不完全右束支传导阻滞。

(三)超声心动图

右心房内径增大,主肺动脉增宽,房间隔部分回声脱失,并能直接测量缺损直径大小,彩色多普勒成像提示心房水平左向右分流信号。

多普勒超声心动图、超声心动声学造影二者相结合几乎能检测出所有缺损的分流并对肺动脉压力有较高的测量价值。

(四)心导管检查

对疑难病例或出现肺高压表现,行右心导管或左房造影检查,可明确诊断及合并畸形,又可测量肺动脉压力,估计病程和预后。

五、治疗

(一)手术适应证

继发孔缺损有症状者,婴幼儿期常反复发生呼吸道感染,并有心力衰竭者应及早施行手术;自觉症状轻微的儿童可在学龄前进行手术;肺循环血流量为体循环的 1.5 倍以上者,可考虑手术;肺动脉高压仍由左向右分流者,应争取手术;逆向分流者,是手术的禁忌证。

(二)手术方法

在全麻、低温体外循环下,经胸骨正中切口进行房间隔缺损修补术。切开心包后,行心外探查,注意是否合并部分肺静脉畸形引流及永存左上腔静脉。

(1)中央型房间隔缺损:缺损小的可以直接缝合,较大的缺损可以用自体心包片修复。

(2)上腔型房间隔缺损:常合并右上肺静脉畸形引流,术中用补片将肺静脉开口与房间隔缺损都隔入左房侧，使肺静脉血流通过房间隔缺损导入左心房。

(3)下腔型房间隔缺损：修补下腔型房间隔缺损时，补片下缘一定要缝在左房后壁，以免补片将下腔静脉开口隔到左房，造成右向左分流。

(三)介入治疗

ASD介入(封堵术)是一种新型微创治疗方法，适合：①继发孔中央型ASD，包括毗邻较近的多发ASD；②ASD周边残边≥4 mm。闭合器的选择原则是房间隔的总长度不能小于闭合器左房伞的直径。其优点为无需体外循环，创伤小、痛苦轻，切口小而美观，恢复快。

六、常见护理问题

(1)活动无耐力与氧的供需失调有关。

(2)成长发展改变的危险与心脏结构与功能异常有关。

(3)感染与肺充血有关。

(4)潜在并发症：心力衰竭、感染性心内膜炎。

七、护理目标

(1)患者在身体良好的状态下接受手术。

(2)患者顺利度过围手术期，无并发症。

(3)患者的家属了解其目前状态。

八、护理措施

(一)术前护理

1.心理护理

患者及家属均对心脏手术有恐惧感，担心预后，针对患者的心态，护士应详细讲解疾病治疗的有关知识，说明治疗目的、方法及效果，对封堵患者讲解微创手术创伤小，成功率高，消除其恐惧焦虑心理，增强信心，使其配合治疗。

2.术前准备

入院后及时完成心外科各项常规检查，并在超声心动图下测量ASD的横径和长径、上残边、下残边等数值，以确定手术方式。

(二)术后护理

1.观察术后是否存在空气栓塞的并发症

因修补房间隔缺损时，左心房排气不好，术中易出现空气栓塞，多见于冠状动脉和脑动脉空气栓塞。因而应保持患者术后平卧4 h，严密观察患者的反应，并记录血压脉搏、呼吸、瞳孔以及意识状态等。当冠状血管栓塞则出现心室纤颤，脑动脉栓塞则出现瞳孔不等大头痛、烦躁等症状，此时应立即对症处理。

2.严密观察心率、心律的变化

少数上腔型ASD右房切口太靠近窦房结或上腔静脉阻断带太靠近根部而损伤窦房结，都将产生窦性或交界性心动过缓，这种心律失常需要安置心脏起搏器治疗。密切观察心律变化，维护好起搏器的功能。术后如出现房颤、房性或室性期前收缩，注意观察并保护好输入抗心律失常药物的静脉通路。

3.观察有无残余漏

常有闭合不严密或组织缝线撕脱而引起。听诊有无残余分流的心脏杂音，一经确诊房缺再通，如无手术禁忌证，应尽早再次手术。

4.预防并发症

对封堵患者术后早期在不限制正常肢体功能锻炼的前提下指导患者掌握正确有效的咳嗽方法，咳嗽频繁者适当应用镇咳药物，避免患者剧烈咳嗽，打喷嚏及用力过猛等危险动作，防止闭合伞脱落和移位，同时监测体温变化，应用抗生素，预防感染。

5.抗凝指导

ASD封堵术后防止血栓形成，均予以抗凝治疗，术后24 h内静脉注射肝素0.2 mg/(kg·d)或皮下注射低分子量肝素0.2 mg/(kg·d)，24 h后改口服阿司匹林5 mg/(kg·d)，连服3个月。

第二节　室间隔缺损护理

室间隔缺损(ventricular septal defect，VSD)系胚胎室间隔发育不全而形成的单个或多个缺损，由此产生左右两心室的异常交通，在心室水平产生异常血流分流的先天性心脏病。VSD可以单独存在或是构成多种复杂心脏畸形，如法洛四联症、矫正性大动脉转位、主动脉弓离断，完全性心内膜垫缺损、三尖瓣闭锁等畸形中的一个组成部分。VSD是临床常见的先天性心脏病之一。

一、病理解剖

室间隔缺损按其发生的部位可分为膜部缺损、漏斗部缺损及肌部缺损。

(1)膜部缺损是膜部室间隔发育不全或融合不好而形成的缺损，临床最为多见。单纯膜部缺损多位于三尖瓣前瓣与隔瓣的交界处。多为圆形，直径常在1 cm之内，边缘为白色纤维组织及三尖瓣的腱索和小梁。位于膜部间隔周边的心室间隔缺损，根据缺损所在的位置又分为隔瓣下型、膜周小梁部及嵴下型。

(2)漏斗部缺损：缺损位于右室漏斗部，分为2个亚型，干下型和嵴内型：①缺损上缘为肺动脉瓣环，无心肌组织，称干下型。②缺损四周有完整的心肌组织，缺损与肺动脉瓣及三尖瓣之间均有心肌组织隔开者称嵴内型。

(3)肌部缺损：缺损位于肌部室间隔的光滑部或小梁化部，位置低，四周有完整的肌性边缘，形态大小不等。

二、病理生理

室间隔缺损产生左向右分流，分流量的多少取决于左、右心室压力阶差、缺损的大小和肺血管阻力。左向右的分流，使肺循环血流量增多，左心房压力升高，加重了左心室负荷，同时也增加右心室负担。分流量大，肺动脉压力和肺血管阻力将逐渐上升。肺小动脉早期发生痉挛，继而管壁内膜和中层增厚，阻力增大，形成阻塞性肺动脉高压，致左向右分流明显减少，甚至出现右向左逆向分流，导致艾森门格综合征。

三、临床表现

（一）症状

缺损小，一般并无症状。大室间隔缺损及大量分流者，婴儿期易反复发生呼吸道感染，喂养困难，发育不良，甚至左心衰竭。较大分流量的儿童或青少年患者，劳累后常有气促、心悸、发育不良。随着肺动脉高压的发展，左向右分流量逐渐减少，造成双向分流或右向左分流，患者将出现明显的发绀、杵状指、活动耐力下降、咯血等症状以及腹胀、下肢水肿等右心衰竭表现。

（二）体征

心前区常有轻度隆起，胸骨左缘第 3、4 肋间能扪及收缩期震颤，并听到 3～4 级全收缩期杂音，高位漏斗部缺损杂音则位于第 2 肋间。肺动脉瓣区第二音亢进。分流量大者，心尖部尚可听到柔和的功能性舒张中期杂音。肺动脉高压导致分流量减少的病例，收缩期杂音逐步减轻，甚至消失，而肺动脉瓣区第二音则明显亢进、分裂，并可伴有肺动脉瓣关闭不全的舒张期杂音。

四、辅助检查

（一）心电图检查

缺损小，心电图正常或电轴左偏。缺损较大，随分流量和肺动脉压力增大而示左心室高电压、肥大或左右心室肥大。严重肺动脉高压者，则提示右心肥大或伴劳损。

（二）X 线检查

中度以上缺损心影轻度到中度扩大，左心缘向左向下延长，肺动脉圆锥隆出，主动脉结变小，肺门充血。

重度阻塞性肺动脉高压心影扩大反而不显著，右肺动脉粗大，远端突变小，分支呈鼠尾状，肺野外周纹理稀疏。

（三）超声心动图

左心房、左心室内径增大。二维切面可示缺损的部位和大小。彩色多普勒可显示左心室向右心室分流。

五、治疗

（一）手术适应证

巨大的室间隔缺损，大量左向右分流，极易发生充血性心力衰竭，应尽可能在 1 岁内手术；很小的缺损可终生不需手术；分流量超过 50％或伴有肺动脉压力增高的婴幼儿患者应尽早手术，以防肺动脉压力持续上升；除并发细菌性心内膜炎外，约半数小缺损可能自行闭合，可观察到 10 岁再考虑手术治疗；大龄儿童或成人有较大室间隔缺损者，如仍存在较大量的左向右分流及中度肺动脉高压者应积极争取手术治疗；逆向分流者则不宜手术。

（二）手术方法

在气管插管全身麻醉下，行正中胸骨切口，建立体外循环。阻断心脏循环后切开右心室流出道前壁，虽可显露各类型室间隔缺损，但对心肌有一定损伤，目前多采用经右心房切开途径，这对膜部缺损显露更佳。高位缺损，则以经肺动脉途径为宜。对边缘有纤维组织的较小缺损，可直接缝合，缺损＞1 cm者，则用涤纶织片缝补。传导束走经膜部缺损下缘，缝补时容易误伤，应该避开。

六、护理问题

（1）活动无耐力与氧的供需失调有关。

（2）成长发展改变的危险与心脏结构与功能异常有关。

（3）感染与肺充血有关。

（4）潜在并发症：心力衰竭、感染性心内膜炎。

七、护理目标

（1）患者在良好的状态下接受手术。

（2）患者顺利度过围手术期，无并发症。

（3）患者的家属了解其目前状态。

八、护理措施

（一）术前护理

（1）婴幼儿有大室间隔缺损，大量分流及肺动脉高压发展迅速者，按医嘱积极纠正心力衰竭、缺氧、积极补充营养，增强体质，尽早实施手术治疗。

（2）术前患儿多汗，常感冒及患肺炎，故予以多饮水、勤换洗衣服，减少人员流动。预防感冒，有心力衰竭者应定期服用地高辛，并注意观察不良反应。

（二）术后护理

1.保持呼吸道通畅，预防肺高压危象发生

中小型室间隔缺损手术后一般恢复较顺利。对大型缺损伴有肺动脉高压患者，由于术前大量血液涌向肺部，患儿有反复发作肺炎史，并且由于肺毛细血管床的病理性改变，使气体交换发生困难，在此基础上又加上体外循环对肺部的损害，使手术后呼吸道分泌物多，不易咳出，影响气体交换，重者可造成术后严重呼吸衰竭，慢性缺氧加重心功能损害。尤其是婴幼儿，术后多出现呼吸系统并发症，往往手术尚满意，却常因呼吸道并发症而死亡，因此术后呼吸道的管理更为重要。

（1）术后常规使用呼吸机辅助呼吸，对于肺动脉高压患者，术后必须较长时间辅助通气及充分供氧。

（2）肺动脉高压者，在辅助通气期间，提倡适当的过度通气，使pH在7.5～7.55，$PaCO_2$在25～35 mmHg，PaO_2＞100 mmHg，有利于降低肺动脉压。辅助通气要设置PEEP，小儿常规应用4 cmH_2O，增加功能残气量，防止肺泡萎陷。

(3)随时注意呼吸机同步情况、潮气量、呼吸频率等是否适宜,定期做血气分析,根据结果及时调整呼吸机参数。

(4)肺动脉高压患者吸痰的时间间隔应相对延长,尽可能减少刺激,以防躁动加重缺氧,使肺动脉压力进一步升高,加重心脏负担及引起肺高压危象。

(5)气管插管拔除后应加强体疗,协助排痰,保证充分给氧。密切观察患者呼吸情况并连续监测血氧饱和度。

2.维持良好的循环功能,及时补充血容量

密切观察血压脉搏、静脉充盈度、末梢温度及尿量。心源性低血压应给升压药,如多巴胺、间羟胺等维持收缩压在 90 mmHg 以上。术后早期应控制静脉输入晶体液,以 1 mL/(kg·h)为宜,并注意观察及保持左房压不高于中心静脉压。

3.保持胸腔引流管通畅,观察有无术后大出血

密切观察引流量,若每小时每千克体重超过 4 mL 表示有活动性出血的征象,连续观察 3～4 h,用止血药无效,应立即开胸止血。

第三节　肺动脉狭窄护理

肺动脉狭窄(pulmonary stenosis,PS)是指由于右室先天发育不良而与肺动脉之间的血流通道产生狭窄。狭窄发生于从三尖瓣至肺动脉的任何水平,其可各自单独存在,亦可合并存在。本病占先天性心脏病的 25%～30%,女性稍高于男性。

一、病理解剖

肺动脉狭窄按其发生部位可分为瓣膜型狭窄、瓣下型狭窄、瓣上型狭窄以及混合型狭窄。

(1)肺动脉瓣(瓣膜型)狭窄:肺动脉瓣叶交界融合或瓣叶发育不全所致 PS,称为瓣膜型狭窄。肺动脉瓣三个交界相互融合,狭窄的瓣口在中央或偏向一侧,瓣叶开放受限。严重的瓣叶融合成一锥形结构。

(2)右室流出道(瓣下型)狭窄:瓣下异常肌束或动力性肌性梗死,称瓣下型狭窄。构成右室流出道的室上嵴、壁束及隔束增生并阻塞右室流出道称为肌束肥厚型狭窄。

(3)肺动脉(瓣上型)狭窄:瓣上型狭窄可存在于肺动脉瓣上到肺动脉末梢的任何部位,可为一处或多处狭窄。

(4)混合型狭窄:同时存在 2 种或 2 种以上狭窄。

二、病理生理

肺动脉狭窄引起右室射血受阻,导致右室收缩压增高,并在狭窄的两端产生压力阶差。轻、中度狭窄者,右室收缩压升高不明显,右心排出量不减少,无临床症状。重度狭窄者,心排出量明显下降,可产生外周性发绀,活动量增加时可发生昏厥或猝死。长期右心室后负荷增加,使右

心室肥厚、劳损，最终出现右心室扩大、右心衰竭。远端肺动脉狭窄预后极差，多发远端肺动脉重度狭窄者，右室后负荷加重，出现发绀和右心衰竭。

三、临床表现

（一）症状

肺动脉狭窄严重的新生儿，出生后即可见发绀表现。重症患儿表现气急、躁动及进行性低氧血症。轻症或无症状的患儿可随着年龄的增长，出现劳累后心悸、气促、胸痛或昏厥，严重者可有发绀和右心衰竭表现。

（二）体征

胸骨左缘第2肋间闻及粗糙收缩期喷射样杂音，向左颈根部传导，可触及震颤，肺动脉瓣第二心音减弱或消失。严重或病程长的患儿有发绀及杵状指（趾）及面颊潮红等缺氧表现。

四、辅助检查

（1）心电图：电轴右偏，P波高尖，右心室肥厚。

（2）X线检查：右心室扩大，肺动脉圆锥隆出，肺门血管阴影减少及纤细。

（3）彩色多普勒超声：心动图右心室增大，确定狭窄的解剖学位置及程度。

（4）心导管检查可测定右心室压力是否显著高于肺动脉压力，并连续描记肺动脉至右心室压力曲线；鉴别狭窄的类型（瓣膜型或漏斗型）；测定心腔和大血管血氧含量；注意有无其他先天性异常。疑为漏斗部狭窄或法洛四联症者，可行右心导管造影。

（5）选择性右心室造影可确定病变的类型及范围，瓣膜型狭窄，可显示瓣膜交界融合的圆顶状征象。若为肺动脉瓣发育不良，在心动周期中可显示瓣膜活动度不良，瓣环窄小及瓣窦发育不良，则无瓣膜交界融合的圆顶状征象。

五、治疗要点

（一）手术适应证

（1）活动后有气短、心悸，或有右心衰竭及发绀表现者，或临床症状不明显，但有右心室肥大伴劳损者。

（2）休息时右心室收缩压>60 mmHg；或肺动脉右心室压差>30 mmHg。

（3）肺动脉瓣口面积<0.5 cm^2。

（二）手术方法

新生儿及儿童单纯瓣膜型肺动脉狭窄，可选用介入性球囊扩张术。直视切开术适用于介入治疗失败及原发性或继发性右室流出道梗阻。肺动脉狭窄矫治术须在全身麻醉低温体外循环下进行，胸骨正中切口。

1.右室流出道疏通术

做右室流出道纵向切口，切除增生肥厚的心肌及其表面的纤维内膜，并切除造成狭窄的增生隔束、壁束及心肌肉柱。

2.肺动脉瓣直视切开术

做主肺动脉前壁或右室流出道纵向切口，显露肺动脉瓣，沿交界切开直至瓣环。合并右室流出道狭窄者，术中同时切开右室流出道进行疏通。

3.肺动脉狭窄矫治术

沿整条狭窄段血管的长轴纵行切开肺动脉，切除血管内增生的内膜，用自体心包、同种血管片或人造血管片加宽肺动脉。

六、护理问题

(1)低效性呼吸形态与术后伤口疼痛有关。

(2)心排血量减少与心功能减退、水电解质失调有关。

(3)脱管与患者烦躁、管道固定不当有关。

(4)体温升高与术后炎症应激反应有关。

(5)感染与机体免疫力低下有关。

(6)皮肤受损与被动体位、活动受限有关。

(7)潜在并发症：低心排综合征、右心衰竭。

七、护理目标

(1)患者能接受适合机体耐受能力的活动量。

(2)患者营养状态改善。

(3)患者不发生感染或较少发生感染。

(4)患者及家属获得适当的疾病知识及心理支持，悲观、恐惧情绪减轻。

(5)患者不发生或少发生并发症，并发症得到正确处置。

八、护理措施

(一)手术前护理

(1)重症肺动脉瓣狭窄伴有重度发绀的新生儿，术前应静脉给予前列腺素 E，以延缓动脉导管闭合。

(2)休息：由于肺动脉瓣狭窄，右心室排血受阻，致右心室压力增高，负荷加重，患者可出现发绀和右心衰竭情况，故应卧床休息，减轻心脏负担。

(3)氧气吸入：发绀明显者或有心力衰竭的患者，术前均应给予氧气吸入，每日 2 次，每次半小时，改善心脏功能，必要时给予强心、利尿药物。

(二)手术后护理

1.循环系统

(1)建立有创血压监测，持续观察血压变化。对于较重患者，用微量泵泵入升压药物，并根据血压的变化随时进行调整，使血压保持稳定，切勿忽高忽低。

(2)注意中心静脉压的变化，以便了解右心有无衰竭和调节补液速度，必要时应用强心药物。此类患者由于狭窄解除后，短时间内心排出量增多，如心脏不能代偿容易造成心力衰竭。

(3)注意末梢循环的变化,如周身皮肤、口唇、指甲颜色、温度及表浅动脉搏动情况。

(4)维持成人尿量＞0.5 mL/(kg・h),儿童尿量＞1 mL/(kg・h)以上。

2.呼吸系统

(1)术后使用呼吸机辅助呼吸,保持呼吸道通畅,及时吸痰。用脉搏血氧监测仪观察氧饱和度的变化并监测 PaO_2,如稳定在 80 mmHg,可在术后早期停用呼吸机。如发生低氧血症(PaO_2＜80 mmHg)应及时向医生报告,如明确存在残余狭窄,及时做好再次手术的准备。

(2)协助患者排痰和翻身,听诊双肺呼吸音,必要时雾化吸入。

参考文献

[1]毕艳贞.实用临床护理技术与应用[M].南昌:江西科学技术出版社,2022.

[2]曹翠红.临床护理新进展[M].长春:吉林科学技术出版社,2022.

[3]窦立清.实用临床护理技术[M].长春:吉林科学技术出版社,2019.

[4]付艳萍.临床常见疾病护理实践[M].汕头:汕头大学出版社,2023.

[5]傅辉.现代护理临床进展[M].上海:上海交通大学出版社,2023.

[6]黄俊蕾,赵娜,李丽沙.新编实用临床与护理[M].青岛:中国海洋大学出版社,2019.

[7]姜永杰.常见疾病临床护理[M].长春:吉林科学技术出版社,2019.

[8]李宏,张艳琼,谭莼.临床疾病护理常规[M].汕头:汕头大学出版社,2021.

[9]李久霞,陈玉波.基础护理技术[M].北京:人民卫生出版社,2020.

[10]李密密,杨晓冉,刘东胜,等.现代常见病临床护理[M].青岛:中国海洋大学出版社,2022.

[11]李自喜.实用临床护理思维与实践[M].汕头:汕头大学出版社,2019.

[12]梁青.实用重症临床护理实践[M].北京:科学技术文献出版社,2021.

[13]刘彩凤.现代临床护理技术[M].上海:上海交通大学出版社,2018.

[14]刘敏,袁巍,王慧.临床护理技术与常见疾病护理[M].长春:吉林科学技术出版社,2021.

[15]吕巧英.医学临床护理实践[M].开封:河南大学出版社,2020.

[16]马志华,狄树亭.呼吸疾病护理[M].武汉:华中科技大学出版社,2019.

[17]孟祥丽.实用临床护理学理论与实践[M].汕头:汕头大学出版社,2019.

[18]潘文彦.实用重症临床护理规范[M].上海:复旦大学出版社,2021.

[19]秦建锐.临床护理基础与护理管理[M].南昌:江西科学技术出版社,2019.

[20]王明凤.现代临床护理常规与操作规范[M].哈尔滨:黑龙江科学技术出版社,2019.

[21]叶丹.临床护理常用技术与规范[M].上海:上海交通大学出版社,2020.

[22]张文霞.实用临床护理思维[M].长春:吉林科学技术出版社,2019.

[23]周健雯.临床护理进展概论[M].北京:科学技术文献出版社,2020.